新形态婴幼儿托育专业创新型人才培养系列教材

婴幼儿急症救助与突发事件应对

莫　佩　侯　标　方可儿　主编

U0291201

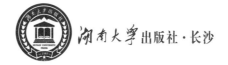
湖南大学出版社·长沙

图书在版编目（CIP）数据

婴幼儿急症救助与突发事件应对／莫佩，侯标，方可儿
主编 . —长沙：湖南大学出版社，2022.9（2024.9重印）
ISBN 978-7-5667-2608-7

Ⅰ.①婴…　Ⅱ.①莫…②侯…③方…　Ⅲ.①小儿疾病
—险症—急救　Ⅳ.①R720.597

中国版本图书馆 CIP 数据核字（2022）第 152551 号

婴幼儿急症救助与突发事件应对

YINGYOUER JIZHENG JIUZHU YU TUFA SHIJIAN YINGDUI

主　　编：莫　佩　侯　标　方可儿
责任编辑：严小涛
印　　装：廊坊市国彩印刷有限公司
开　　本：889 mm×1194 mm　1/16　　印　张：9.5　　字　数：285千字
版　　次：2022 年 9 月第 1 版　　印　次：2024 年 9 月第 2 次印刷
书　　号：ISBN 978-7-5667-2608-7
定　　价：48.00 元

出 版 人：李文邦
出版发行：湖南大学出版社
社　　址：湖南·长沙·岳麓山　　邮　编：410082
电　　话：0731-88822559（营销部），88821343（编辑室），88821006（出版部）
传　　真：0731-88822264（总编室）
网　　址：http://press.hnu.edu.cn
电子邮箱：jblbook@163.com

前言 PREFACE

0～3岁是人的大脑发育的黄金时期，也是人的智力发展的关键时期。早教中心、托幼园所是学龄前儿童生活和学习的重要场所。但是，由于婴幼儿身心发育不够成熟，受自身认知水平及行动能力等限制，他们既缺乏基本的安全意识，也没有足够的危险辨别和自我保护能力。这使得婴幼儿成为各类急症和意外伤害的高发群体，故国家出台《保育员国家职业技能标准（2019）》《托儿所幼儿园卫生保健工作规范》等相关文件，要求早教师、保教人员应具备幼儿常见急症、意外伤害以及在早教中心、托幼园所突发事件的预防和应对的基本知识与技能。研究表明我国早教中心、托幼机构教师对幼儿急救知识与技能的掌握情况并不理想，在幼儿意外受伤时他们有时表现为不知所措，不能正确处理突发事件。于此背景下，早教师、保教人员职前培训与职后继续教育显得尤为重要和迫切。

随着市场经济的飞速发展，我国的早期教育事业呈现出一片光明的前景。作为早期教育教师培养的主体——职业院校，不仅应该在人才培养方案、课程体系、教师培养、实验实训、见习实习基地建设等方面进行探究，更应该在教材内容的优化与创新上进行更深层次的研究与探索。

本教材立足基础，突出技能。针对高等职业教育的人才培养目标，贯彻应用型、技能型人才培养的教育理念，侧重高职及本科学生未来工作的实际和社会对人才的需求，在课程定位与目标、课程内容与要求、教学过程与评价中围绕职业能力的培养，涵盖职业技能考核要求，体现职业教育课程的本质特征。本教材以婴幼儿常见急症、常见意外伤害及重大突发事件的应急处理与预防为线索，结合了婴幼儿基础急救医学和托幼园所的实际情况，为教师应对幼儿意外伤病提供了相关指导，有较强的实用性和可操作性。本教材既能满足早教机构、托幼园所教师的职前培养需求，还可用于教师在职培训以及对幼儿家长急救知识的普及。教材内容分为4个模块，10个单元，第一模块为基础知识（2个单元）；第二模块为婴幼儿常见疾病的应急处理与预防（3个单元）；第三模块为婴幼儿意外伤害的应急处理与预防（3个单元）；第四模块为早教中心重大突发事件的应急处理与预防（2个单元）。打破长期以来0～3岁婴幼儿教材理论与实践分离的局面，以任务为核心，实现理论与实践一体化教学。

本教材从教学标准的开发、教材体系的确立、教材内容的筛选、教材结构的设计，到任务的选择，都本着"立足基础，突出技能，加强实训，面向保育"的指导思想。编者本着严肃审慎的态度，参考了国内部分院校的教学大纲，充分考虑早期教育的专业性及其课程分阶段实施的基本要求，将理论知识与技能操作巧妙地融合，循序渐进，着重培养保育教师理论与实践应用的能力。

本教材如有不足之处，敬请广大读者指正。希望本教材的出版能为我国早期职业教育的发展和人才培养做出应有的贡献。

编 者

编委会

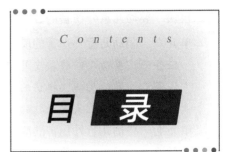

第一模块 基础知识

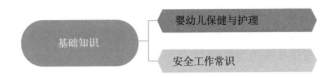

本模块比较全面地介绍了0~3岁婴幼儿常见疾病与护理、日常保健的基础知识、家用电器使用安全、食品安全和居家安全的相关知识。早教师应重视0~3岁婴幼儿安全问题，同时应掌握急救处理的技能。

单元一 婴幼儿保健与护理

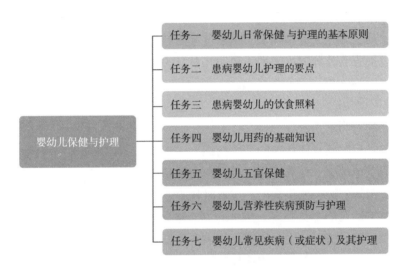

本单元的知识内容非常重要，它是早教师了解0~3岁婴幼儿常见疾病与护理，以及日常保健的基础知识。这些知识主要针对婴幼儿常见症状及意外伤害的应急处理与预防，掌握了这些知识，早教师才能掌握相关的技能。

学习目标

知识目标
1. 掌握婴幼儿日常保健与护理的基本原则；
2. 掌握患病婴幼儿护理要点、饮食照料、用药的基础知识；
3. 掌握婴幼儿五官保健、常见症状预防与护理知识。

能力目标
能够分析婴幼儿患病症状。

情感目标
热爱保育事业。

任务一　婴幼儿日常保健与护理的基本原则

任务描述

婴幼儿是很脆弱的，需要大人的细心呵护，婴幼儿自身免疫力和对外界环境的适应能力是很低的，婴幼儿的日常保健与护理就显得尤为重要。

任务分析

知识要求

1. 预防为主，增强体质

婴幼儿时期是身体发展迅速的阶段，出生后 6 个月内，因受到来自母体的免疫保护，婴儿一般不易生病，但之后由于体质、营养和环境等因素容易受到感染。因此，对婴幼儿健康而言，预防是第一位的，一方面育婴员要主动学习相关保健知识，积累日常照料婴幼儿的经验；另一方面在日常照料中要注意卫生工作，同时通过加强营养和锻炼来增强婴幼儿自身的免疫力。

2. 善于观察，及早发现

婴幼儿年龄较小，不能用语言准确地表达病痛，而是以哭闹、拒食等来表达，早教师在日常生活中要注意细心观察婴幼儿的行为举止。

婴幼儿的精神状态是反映其身体状况的重要指标。一般而言，如果婴幼儿面色红润，眼睛有神，正常玩耍，食欲好，说明身体健康；如婴幼儿面色发白，眼睛无神，哭声无力或异常，不吃奶，烦躁不安或嗜睡，频繁呕吐或腹泻等，则表明生病了，应及时就诊。

早教师要注意观察婴幼儿的全身状况，具体包括：婴幼儿的精神状态、行动、面色、肤色、鼻腔、口腔、呼吸、有无皮疹、进食情况、大小便等。如果发现异常，需要进一步观察，或多次确认，比如手摸婴幼儿额头时，感到稍有热度，就要用体温计测体温确认有无病情。又如，育婴员发现婴幼儿口齿不如同龄儿童那样清晰，应观察是否因舌系带过短影响了发音；婴幼儿对突然出现的较大声响反应淡漠，应考虑是否有听力异常；婴幼儿看东西时经常歪头或靠得很近，应考虑是否有斜视或视力异常、斜颈；等等。只要细心观察，就可早期发现婴幼儿的疾病。

生活中婴幼儿感到不适时会啼哭。早教师在排除饥饿、便溺等因素后，应仔细循序检查婴幼儿的全身，一是检查有无尖锐的东西或细小的绳线刺伤皮肤，二是通过手摸，发现出现疼痛的部位。因此早教师需要从头到颈、到躯干、到四肢，稍用力抚摸一遍，再查看后背、颈下、腋窝、大腿根等部位。如果触到有病痛的部位，婴幼儿会加剧哭闹或把抚摸的手拨开，早教师就可发现病症的部位。

3. 及时沟通，配合治疗

早教师每天从家长那里接到婴幼儿时，需要对婴幼儿的情况进行全方位的了解，尤其是出现的特别现象；在交还给家长前，也要将自己照料时的情况如实进行汇报。

如果和家长交接时，发现婴幼儿已经患病，需要聆听病情，听从医生的提示，再和家长商量日间护理的要点：如全日观察、就诊、继续吃药或打针等。有必要的话，在照料中早教师需要把有关事项记录下来，提醒自己和家长。

当婴幼儿出现异常情况时，早教师需要提醒家长不能盲目处理，而应及时去医院进行诊治。一旦确诊，配合医嘱进行护理。

任务二 患病婴幼儿护理的要点

任务描述

孩子的免疫力低下，容易生病，在孩子患病后给予积极药物治疗，护理工作也很重要。对于患病的孩子，要注意观察孩子的精神状态、呼吸情况、进食情况，观察大小便情况，有无皮疹情况，等。

任务分析

知识要求

婴幼儿患病后，一般会去医院诊治，早教师需要辅助家长，听从医嘱照料患儿。一般护理包括测量体温、退烧和喂药，这些将在本系列其他教程中阐述，在此不复赘述。

1. 对呕吐婴幼儿的护理要点

患病前后，婴幼儿经常出现呕吐的现象。出现呕吐时，应该让婴幼儿采取侧卧位，以免呕吐物被吸入气管引起窒息；能够独坐的婴儿，应扶住他们，让他们采取坐姿。

2. 对腹泻婴幼儿的护理要点

腹泻后，患儿会出现疼痛、红肿甚至破损，因此要及时清洁患儿的肛门以及臀部。另外，腹泻后患儿浑身无力，应让患儿卧床休息，并注意补充液体，避免出现脱水现象。

任务三 患病婴幼儿的饮食照料

任务描述

患病期间，患儿的胃口一般比较差。根据病情的不同，要听从医生的指导，提供容易消化、有助于恢复身体的食物。

任务分析

知识要求

1. 如果医生没有提出特别的要求，可以给婴幼儿吃各种喜欢的、容易消化的食物；但是如果婴幼儿没有食欲，不要勉强。

2. 婴幼儿生病期间，饮水是最重要的。如果发烧或者伴有呕吐，一定要给婴幼儿多喝水或果汁、牛奶、稀粥或清汤等。

3. 发热时，婴幼儿也会感到饥饿，食欲会有所增加，可提供淀粉类食物，如粥、麦片、面包片、饼干等。

4. 为了帮助患儿恢复身体，可以逐步增加富含蛋白质的食物，如鱼、肉、蛋等，并补充新鲜蔬菜。

任务四 婴幼儿用药的基础知识

任务描述

药物是用于防治疾病综合措施中的重要组成部分。药物虽有防治疾病的作用，但也有副作用，甚至可能是某些疾病的致病原因。由于婴幼儿各器官尚未发育成熟，婴幼儿对药物的解毒功能和耐受能力均很弱，因此，用药必须严格掌握剂量，否则不但会影响治疗效果，而且还会产生不良后果。

任务分析

一、婴幼儿常用药物见表1-1

表1-1 婴幼儿常用药物

药名	成分	适应证	用量	禁忌及不良反应
一、解热镇痛药				
泰诺林（混悬液）	对乙酰氨基酚	适用于患儿的发热、疼痛对症治疗	2~3岁，每次5 mL	肝、肾功能不全者禁用；可有一过性胃肠不适、皮疹
美林混悬滴剂（混悬液）	布洛芬	用于婴幼儿及儿童的退热，缓解由于感冒、流感等引起的轻度头痛、咽痛或牙痛	<2岁，每次5~10 mg/kg。2~3岁，每次3滴管。24小时中<4次	偶有皮疹和耳鸣，轻度的胃肠不适
儿童退热片	对乙酰氨基酚	用于婴幼儿及儿童的退热，缓解由于感冒、流感等引起的轻度头痛、咽痛或牙痛	<1岁，每次1/2片；1~3岁，每次1/2~1片	3岁以下小儿慎用
二、助消化药，防治佝偻病				
多酶片	淀粉酶、胰酶、胃蛋白酶	用于消化酶缺乏	<5岁，每次1/2片，一日3次	无
乳酶生	乳酶杆菌的干制剂	用于消化不良	每次1~2片，一日3次	无
伊可新（有两种）	每粒（0~1岁适用）含维生素A 1500国际单位，维生素D 500国际单位；每粒（1岁以上适用）含维生素A 2000国际单位，维生素D 700国际单位	用于治疗佝偻病、夜盲症、干眼症及皮肤角化症	一日一次，每次一粒（或2/3粒预防）	一次大剂量或长期服用可引起中毒反应
贝特令	每粒含维生素A 1800国际单位，维生素D 600国际单位	用于治疗佝偻病、夜盲症、干眼症及皮肤角化症	一日一次，每次一粒（或2/3粒预防）	一次大剂量或长期服用可引起中毒反应
巨能钙	L-苏糖酸钙，含钙量为12.9%	用于防治佝偻病的辅助药物	冲剂：<6个月，每日1/2包；6个月~2岁，每日1包。片剂：>2岁，每日2~4片	无
活力钙	碳酸钙，含钙量为40%	用于防治佝偻病的辅助药物	每次4片，每日3~4次	消耗胃酸，影响食欲
爱尔钙	L-乳酸钙，含钙量为23%	用于防治佝偻病的辅助药物	每日1~2包	增加乳酸，易疲劳
三、治贫血药				
小儿生血糖浆	熟地、大枣、山药、硫酸亚铁	小儿贫血	1~3岁，10 mL/次，3~5岁，15 mL/次，一日2次	忌茶和含鞣酸类药物。可有胃肠不适宜饭后服
叶酸	—	用于婴儿营养性大细胞性贫血，可与维生素C同用	每次2.5~5 mg，每日3次	无
维生素C	—	缺铁性贫血的辅助治疗	每次100 mg，每日2次	无

二、家庭药箱的配置

为了应急，家庭中的简易药箱需要为婴幼儿提供以下几类用品和药品。

（1）体温计

标准口表、肛表、电子体温计、耳式体温计等。准备一盒凡士林，用于润滑肛表。

（2）外用药物

①消毒纱布 5~10 块，消毒干棉球 10 只，绷带 2 卷，胶布 1 小卷，用于包扎伤口。

②75% 酒精 1 瓶（约 100 mL），消毒用。

③金霉素眼膏 1 支，涂眼睛或皮肤小伤口用。

④创可贴 3~4 包，用于保护小伤口。

⑤碘伏 1 瓶（30 mL），用于皮肤消毒。

⑥2% 过氧化氢（双氧水），清洗伤口用。

（3）内服药物（见表1-2）

表 1-2 内服药物

药物类别	药物名称
退热药	小儿退烧片、百服宁糖浆等
感冒药	小儿感冒冲剂、小儿清热冲剂等
消化药	小儿化食丸、酵母片
腹泻药	口服补液盐
咳嗽药	小儿止咳糖浆 1 瓶，婴幼儿咳嗽时按说明书服用

任务五 婴幼儿五官保健

任务描述

婴幼儿的五官不但是身体的重要器官，也是婴幼儿成年后漂亮与否的关键。重视婴幼儿的五官保健，可起到事半功倍的效果。通过保健可有效保护婴幼儿的视力，治疗婴幼儿偏食、厌食、预防感冒及增强体质等。

任务分析

知识要求

1. 婴幼儿的眼保健

新生儿已经有光反应，2 个月有注视物体能力，3 个月开始视线追踪，5 个月能鉴别物体颜色、形状，认识母亲。1~3 岁完成眼的发育，根据不同月龄，视力在 0.2~0.6。

（1）日常生活中注意观察，同时提醒家长定期带孩子检查眼睛和视力，尽早发现婴幼儿眼睛和视力异常。

如新生儿出生后，应检查眼睛外观；4 个月以上的婴幼儿如无视线追踪，对光线不瞬目，需要及时就诊做检查；成长过程中，婴幼儿有无眼睛充血、眼屎增多、怕光、流泪、内外斜视、眯眼歪头、视物距离过近的现象；切忌随便滥用眼药水。需要提醒的是，一般情况下婴幼儿的眼睛逐步发育，因此视力在 0.2~0.6，属于正常情况。

婴幼儿期容易出现远视和弱视。远视是指婴幼儿由于眼球发育尚未成熟，因此眼轴前后径较短，处于远视状态，随着时间的发育，视力才能正常。如果眼球发育不全面，视远或视近都不清楚，为了看清物体，就需要调节眼轴前后径。弱视是指视力低下，引起的原因很多，主要是两眼肌肉用力不均衡而使眼球发生偏斜和屈光不正等引起。斜视时，患儿视物不清，感觉不适，因此，他们往往只用正常眼视物，久而久之，斜视眼视力下降成了弱视眼，也会影响到另一只眼睛。因此，一旦发现幼儿远视、弱视或斜视，就要迅速治疗。

（2）日常生活中要注意环境对婴幼儿眼的影响。

婴幼儿卧室或活动区域的光线会影响视力的发育，要注意消除和避免不适当的用眼条件；小婴儿应避免让其长时间向同一个方向看某样物品。婴幼儿应有专用毛巾和脸盆，用流动水给婴幼儿洗脸，以防眼睛感染疾病。

（3）注意从小养成婴幼儿良好的用眼习惯，如图1-1所示，当心眼外伤。2周岁以内的婴幼儿最好不看电视，稍大一点看电视或使用电子产品的时间需要控制，一般每天在半个小时以内；看电视时座位和电视保持距离为荧屏对角线5倍长度为宜；发现婴幼儿故意玩"对眼"的游戏时应予立即阻止；告诫婴幼儿避免接触尖锐的玩具或物品，以免自伤或伤人。

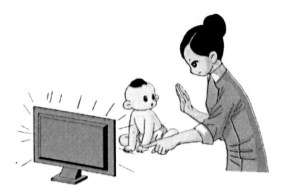

图1-1　养成良好用眼习惯

2. 婴幼儿的鼻保健

（1）日常生活中，加强营养，保持环境卫生，呼吸新鲜空气，提高婴幼儿机体抵抗力，保持鼻咽部通畅，避免上呼吸道感染造成呼吸困难。如果发现鼻子不通，不能采用直接挖鼻的方式，可以用棉签蘸取软膏小心剔除分泌物。

（2）出现鼻子出血等状况，不能简单采用止血的方法。一是要检查有没有其他的诱因，二是采取科学的方法止住鼻血。正确的做法是用压迫止血法，用拇指和食指压住小孩鼻翼两侧，或者哪一侧流血就压迫哪侧，如图1-2所示。另一种止血方式是用冰敷法，用浸泡过的冷毛巾或者冰袋压迫鼻根部或者额头部，如图1-3所示，通过使血管收缩的方式止血。如有厌食或偏食行为的婴幼儿应多给孩子吃蔬菜和水果，可防止鼻出血。

（3）注意从小培养婴幼儿良好的习惯。如不能把小东西，如黄豆、花生、塑料珠等随便塞入鼻孔，避免这些小东西意外损伤鼻腔或嵌入鼻内。

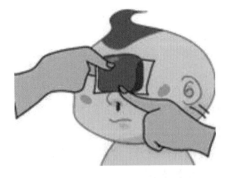

图1-2　压迫止血法

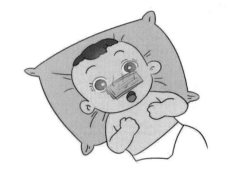

图1-3　冰敷法

3. 婴幼儿的耳保健

3个月婴儿已经对声音有定向反应，应根据儿保要求，定期进行听力检查，如图1-4所示。

（1）注意保护婴幼儿的耳朵和听力，避免耳道感染和听力受损伤。给婴幼儿洗澡时注意不要让水流入耳道内，如图1-5所示，以免引起耳疾。气候发生变化时要注意及时添加衣服，预防感冒。感冒时，咽部、耳鼻部的发炎会造成耳疾。

（2）慎用抗生素，如庆大霉素、链霉素、卡那霉素等，易引起药物中毒性耳聋。发现婴幼儿耳痛（极力回避触碰耳朵）时，需要仔细检查是耳郭、耳道还是中耳的问题，其中耳朵流脓是婴幼儿常见病，发病时婴幼儿常哭闹不止，若鼓膜穿孔、脓液流出，疼痛已经减轻，仍要送医院治疗，避免急性中耳炎转变为慢性中耳炎，或者感染向颅内侵入。

（3）注意从小培养婴幼儿的良好习惯。游戏时不把细小的东西塞入耳朵里；少量耳垢具有保护耳膜的作用，不要随便挖耳垢，如果耳垢过多，可小心取出。

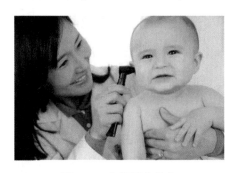

图1-4 定期听力检查

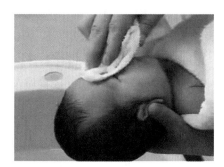

图1-5 洗澡时护耳方法

4. 喉的保健

（1）保持婴幼儿活动室内的空气清新，尽可能少带婴幼儿到人多嘈杂的地方，避免被动吸烟。多带婴幼儿到户外去呼吸新鲜空气，保持喉部通畅，如图1-6所示。

（2）气候变化时注意防止感冒发烧，以预防咽炎、扁桃体炎。

（3）婴幼儿吵闹时要及时制止，以免声带充血肿胀、发炎，甚至发生声带肥厚或声带小结样病变。

（4）婴幼儿就餐时要在安静的环境就餐，保持在进餐过程中情绪稳定，如图1-7所示，避免在就餐过程中嬉笑、游戏而发生意外事故。

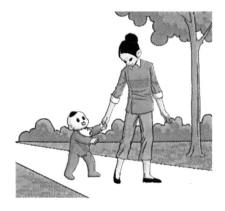

图1-6 到户外呼吸新鲜空气

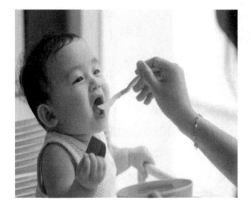

图1-7 就餐环境

5. 婴幼儿的口腔保健

（1）了解婴幼儿牙齿生长的顺序，观察婴幼儿的出牙情况，如发现上唇翘起、下颌骨下垂、牙齿排列不齐、颌合不正等现象，应及时去医院检查、治疗。

（2）均衡饮食，少吃甜食。及时添加各种辅食，适时练习用水杯饮水。提供婴幼儿咀嚼食物的机会，如婴儿咀嚼磨牙玩具，锻炼牙床；稍大的婴幼儿自行咀嚼水果蔬菜，起到锻炼牙齿作用，如图1-8所示。给婴幼儿进食应避免糖分太多的食物（如饼干和糖果），这些食物容易导致细菌在牙缝里滋生，产生乳酸，软化和侵蚀牙齿的釉质，形成小洞，出现龋齿。

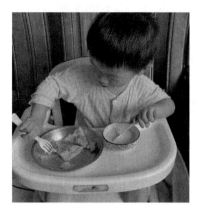

图1-8 均衡饮食

（3）注意保持口腔卫生，预防龋齿。婴幼儿时期的乳牙，是身体生长发育时期的重要咀嚼器官，对于消化、语言、面容和颌骨的发育也有一定的影响，而且乳牙是恒牙萌出的先导，因此保护乳牙非常重要。未出牙和正在出牙的婴儿，应定时用温水浸湿消毒纱布擦口腔黏膜、牙龈，清除舌部的乳凝块；婴幼儿牙齿基本长齐后，逐步过渡为婴幼儿自己学习漱口和刷牙，育婴员进行监督。

（4）培养良好的口腔保护的习惯。进食后及时漱口、刷牙，睡觉前不含奶或果汁、不吃食物，以预防龋齿的发生。戒除吮手指、咬嘴唇的不良习惯。

任务六　婴幼儿营养性疾病预防与护理

任务描述

长期缺乏一种或多种营养素容易引起营养不足，严重的营养不良会引起相关疾病。营养不良或缺乏某种营养物质可影响婴幼儿的生长发育，有些营养素的缺乏所造成的损伤是不可逆的。据世界卫生组织的统计，联合国儿童基金会（UNICEF）2019年在英国伦敦发布的《世界儿童状况报告》中提出："在全球约6亿名的5岁小孩中，每3个就有一个体重过重或是营养不良，等于说一共有2亿名孩童有营养失调的风险，将会对他们的未来成长造成影响。另外，在全球6个月到2岁的孩童中，有三分之二没有摄取到足够的食物，导致他们的身体和脑袋无法快速发育。"因此亟需家长及早教师掌握婴幼儿喂养相关知识，防治营养性疾病。

任务分析

知识要求

1. 营养性疾病及其分类

营养性疾病是指由于营养物摄入不当而造成的疾病，包括营养摄入不足、摄入过多或摄入比例失调。

（1）营养摄入不足引起的疾病，主要由于营养素摄入不足、消化吸收及利用障碍、消耗量增加及饮食单调、偏食等造成，多见于3岁以下婴幼儿。

（2）营养摄入过多引起的疾病常见的有：单纯肥胖症、维生素A过多症和维生素D过多症等。

（3）营养摄入比例失调引起的疾病，常见的如下。

①维生素A或维生素D比例失调。

②过多补充铁剂，可以造成维生素E缺乏。

③食物中，乳儿糕的主要成分为谷类淀粉，蛋白质成分很低；麦乳精主要成分为炼乳、蔗糖、麦芽糖和可可粉，蛋白质仅7%；母乳或牛乳中维生素B1和铁（Fe）含量不足。

2. 营养性疾病的病因、特征

（1）营养性疾病的病因主要是食物（如粮食、肉、蛋、油等）进食量不足；喂养不当，蛋白质摄入不足，而造成婴幼儿得不到充足的营养。

（2）营养性疾病的特征。

①体重不增或减轻，皮下脂肪减少，身高、体重、胸围大大低于同龄儿。

②个子矮小、消瘦。

③毛发稀疏、干枯无光泽、面色发黄。

④食欲减退，抵抗力弱，极易患病。

⑤大便不好，有时拉稀、便秘。

⑥情绪不稳定、哭闹烦躁、对周围事物或哄逗无反应。

⑦血色素低，有不同程度的水肿、肝脾肿大。

⑧智商低下，其中语言发育影响最甚。经常合并缺乏铁（Fe）、锌（Zn）、多种维生素。

3. 营养性疾病的预防

（1）合理安排饮食

选择含蛋白质丰富的食品，满足婴幼儿身体中各种组织肌肉、骨骼、皮肤、神经等生长发育的需要。蛋白质较多的食物包括奶类（牛奶、羊奶）、畜肉（牛肉、羊肉、猪肉、禽肉）、蛋类（鸡蛋、鸭蛋、鹌鹑蛋）及鱼、虾等，豆类（黄豆、青豆、黑豆）和果类（芝麻、瓜子、核桃、杏仁），如图1-9所示。由于各种食物中氨基酸、蛋白质和脂肪等营养物质的含量不同，所以在为婴幼儿添加补充食品时要根据地区资源、特产和婴幼儿的实际情况选择提供不同营养食物。还可以把几种食物混合在一起，提高蛋白质在身体内的利用率。

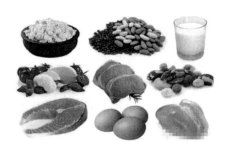

图1-9　蛋白质食物

（2）补充食品多样化

保证各种营养物质的综合摄入，杜绝和纠正偏食和挑食。任何一种天然食物都不能提供婴幼儿所需要的全部营养物质，只有多种食物组成的混合膳食，才能满足婴幼儿各种不同的营养需要，达到合理营养、均衡膳食、促进健康的目的。

多样化食物包括：谷类和薯类，肉、鱼、禽、蛋、豆类奶及奶制品，水果和蔬菜类，如图1-10所示。在每日膳

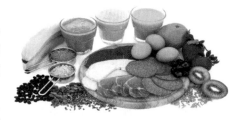

图1-10　多样化食物

食中，最好包括以上四类食品，同一类食物的品种轮流选用，注意多样化，还要把几种不同功能的食物搭配得当、制作适宜。如动植物食品搭配、荤素菜搭配、粗细粮搭配、干稀搭配等。

（3）科学喂养婴幼儿

生活中，有些家庭中婴幼儿喂养采用"填鸭式"，以为这样能够保证婴幼儿的营养；还有的家庭根据成年人的饮食习惯进行喂养，没有考虑婴幼儿的生理特点。在婴幼儿的喂养中，除了保证食物多样化以外，还要根据婴幼儿的生理特点，进行烹饪和喂食。比如烹饪时注意食物的色、香、味，要利用婴幼儿的好奇心理让婴幼儿愿意尝试不同的食物，喂养过程中不追着喂、不边看电视边喂，让婴幼儿养成良好的进食习惯。

（4）合理安排婴幼儿的生活起居

养成良好睡眠习惯、饮食习惯、排便习惯及清洁的习惯。合理和稳定的作息生活有利于婴幼儿形成良好的生理节律，对营养的吸收有积极作用。年龄越小的婴幼儿，睡觉和进食质量的关系越重要，良好

的生活习惯才能保障婴幼儿的健康成长。

4. 常见婴幼儿营养性疾病的预防与护理

（1）佝偻病

佝偻病俗称软骨病，是一种婴幼儿常见的营养缺乏性疾病。3 岁以下婴幼儿为防治对象，人工喂养的婴幼儿，尤其是早产儿较容易发病。

①症状：主要依据病史（出生发病季节、有无缺乏日照和服用维生素 D）、症状、体征，其中以体征为主要诊断指标，并按指标严重程度进行综合判定，如图 1-11 所示。

易受惊、爱哭闹、夜惊、多汗、烦躁不安等是此病的明显症状。其他症状还有汗多有酸味儿、枕秃（后脑勺有一圈头发稀疏或脱落）、头发黄、脆、易折，易患呼吸道感染、贫血等，如不及时治疗，就会引起骨骼和肌肉病变，如颅骨软化、肋外翻、囟门迟闭、出牙迟缓、肌肉和韧带松弛等，以后可出现方颅、肋骨串珠、鸡胸、成脊柱后凸及佝偻病性"手镯"。婴幼儿学步后会出现 O 或 X 形腿，说话

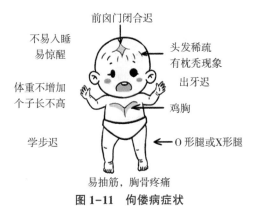

图 1-11　佝偻病症状

迟、吐字不清楚。当婴幼儿出现多汗、睡眠不安的体征时就要引起重视，及时找医生进行治疗。

②病因：主要是慢性营养缺乏，由食物摄入的钙不能很好地被身体吸收，生骨作用异常，影响骨骼的正常生长。另外，从未或很少晒太阳，未服用维生素 D 的婴幼儿，由于维生素 D 不足，引起体内钙磷代谢紊乱和骨骼发育异常，严重影响健康，容易得病。

③预防与护理

a. 广泛开展健康教育。从胎儿期开始，采取综合预防措施。如向家长宣传佝偻病的病因、预防措施以及正确服用维生素 D 的方法。

b. 合理喂养。提倡四个月内的婴幼儿进行母乳喂养，从 4~6 个月开始添加泥糊状食品，补充富有维生素 D、钙、磷及蛋白质等的营养物质，如蛋黄（每 100 g 含维生素 D 250 国际单位）、肝类、鱼类、鱼子等。人工喂养的婴幼儿，尽量食用配方奶或维生素 AD 强化奶。

c. 多进行户外活动，多晒太阳。太阳中的紫外线可以使人体皮肤组织中的 7-脱氢胆固醇转变成维生素 D 促进钙的吸收。提倡孕妇、乳母和婴幼儿经常进行户外活动，多晒太阳。尽可能暴露皮肤，但要注意保护婴幼儿面部，避免日光直射。每天晒太阳时间由 5~10 min 开始，逐渐增加，一天最好不少于 1 小时。紫外线还有强力的杀菌特性，有提高机体的免疫力以及刺激骨髓制造红细胞、防止贫血的作用。

d. 补充维生素 D。一般食物及牛奶中所含的钙是能够满足身体需要的，但是必须有足够的维生素 D，钙才能被吸收。所以为了预防佝偻病，婴幼儿从出生后 2 周开始要补充维生素 D，尤其是早产儿和双胎儿；2 岁以后，在饮食中进行补充。

补充维生素 D 通常使用浓缩鱼肝油，目前还有伊可新、贝特令等。维生素 D 应每日补充 400 国际单位（10 μg=400 国际单位）。补充鱼肝油滴剂时，可以用滴管直接滴入婴幼儿口中；如用胶囊制剂时，先刺破胶囊，挤出维生素 D，直接滴入婴幼儿口中。

婴幼儿每日需要钙量约 500 mg，除去牛奶中的钙以外，还应适量补充。1~6 个月补钙量为 300 mg，6 个月~1 岁为 400 mg，1~4 岁的为 600 mg。钙剂的补充必须有维生素 D 的参与才容易吸收。补充钙剂时不要将钙加入牛奶中服用，因为钙在奶中易形成不被吸收的钙盐沉淀。可以用小瓶或小勺将化好的钙剂喂婴幼儿。

（2）缺铁性贫血

缺铁性贫血是儿童贫血中最常见的一种类型，尤以婴幼儿的发病率最高。任何年龄均可发病，以 6

个月至 2 岁最多见。发病缓慢，多不能确定发病日期，不少患儿因其他疾病就诊时才被发现。

①症状：临床主要特点为小细胞低色素性贫血，故又称为营养性小细胞性贫血，如图 1-12 所示。

一般表现有：皮肤、黏膜逐渐苍白或苍黄，以口唇、口腔黏膜及牙床最为明显。易感疲乏无力，易烦躁哭闹或精神不振，不爱活动，食欲减退。年长儿可诉头晕、眼前发黑、耳鸣等。

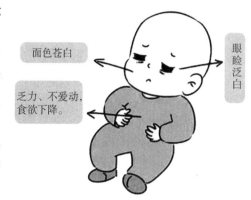

面色苍白

眼睑泛白

乏力、不爱动、食欲下降。

图 1-12　缺铁性贫血症状

造血器官表现为：由于骨髓外造血反应，肝、脾、淋巴结常轻度肿大。年龄越小，病程越久、贫血越重，则肝脾肿大越明显。

其他症状和体征有：由于上皮损害可出现反甲，口腔黏膜及肛门发炎，舌乳头萎缩，等。消化系统症状常有食欲低下，异食癖，时有呕吐或腹泻。呼吸、脉搏加快，心前区往往可听到收缩期杂音。贫血严重者可有心脏扩大，甚至并发心功能不全。

正常人体内铁的含量为每公斤体重 35~60 mg。其中 65%~70% 存在于血红蛋白中，25%~30% 为储存铁，以铁蛋白及含铁血黄素的形式存在于网状内皮系统（肝、脾、骨髓等），约 5% 存在于肌红蛋白及各种含铁的酶（过氧化氢酶、过氧化物酶、细胞色素等）中。在血浆中转运的铁仅占 0.1% 左右。人体需要的铁来源于食物和衰老红细胞被破坏后释放的铁。

一般食物中所含的铁仅有 5%~10% 能被吸收。植物中的铁盐吸收率低，而肉类的铁吸收率高。二价铁比三价铁容易吸收。维生素 C、果糖、氨基酸以及胃液中的盐酸均有利于铁的吸收，而食物中的磷酸、草酸、植酸则不利于铁的吸收。

正常婴幼儿每日损失的铁量极微，约 1 mg，主要由胆汁、尿液、汗液和脱落的黏膜细胞排出。但婴幼儿时期由于生长发育快，故每日需自饮食中补充的铁量较成年人多，约需 10~15 mg/d。

铁是合成血红蛋白的原料。当体内缺铁或铁的利用发生障碍时，血红素的合成不足，血红蛋白合成减少，新生的红细胞中血红蛋白量不足。新生的红细胞体积变小，胞浆中血红蛋白含量减少，而形成小细胞低色素性贫血。

严重缺铁时不仅发生贫血，也可引起体内含铁的酶类缺乏，致细胞呼吸发生障碍，影响组织器官的功能，临床上可发生胃肠道、循环、神经等系统的功能障碍。由于贫血，带氧不足，使功能障碍加重。

②原因

a. 体内储铁不足。胎儿期从母体所获得的铁以妊娠最后三个月最多。正常足月新生儿体内储铁量约为 250~300 mg（平均 60~70 mg/kg）。储存铁及出生后红细胞被破坏所释放的铁足够出生后 3~4 个月内造血之需。如储铁不足，则婴儿期易较早发生缺铁性贫血。母亲患严重缺铁性贫血、早产或双胎致婴儿出生体重过低，以及从胎儿循环中失血（如胎儿输血至母体或输血至另一同胞孪生胎儿），都是造成新生儿储铁减少的原因。出生后结扎脐带的时间延迟一些，并用手将脐带内血挤净，可使新生儿多得 75 mL 血（约 35 mg 铁）。

b. 铁的摄入量不足。饮食中铁的供给不足是导致缺铁性贫血的重要原因。人奶和牛奶含铁量均低（<0.21 mg/mL），不能满足婴儿所需，如单用奶类喂养不及时添加含铁较多的辅食，则易发生缺铁性贫血。食物中菠菜含铁虽较多，但吸收较差，大豆为植物中含铁较丰富且吸收率较高的食物，故可优先选用。肉类中铁的吸收率较高，而蛋类中铁的吸收率在动物类食物中较低。长期腹泻、消化道畸形、肠吸收不良等也可导致缺铁性贫血。

c. 生长发育因素。随体重增长血容量相应增加，生长速度越快，铁的需要量相对越大，越易发生缺铁现象。婴儿至1岁时体重增至出生时的3倍，早产儿可增至5~6倍，故婴儿期尤其是早产儿最易发生缺铁性贫血。

d. 铁的丢失或消耗过多。正常婴儿在生后两个月内由粪便排出的铁比由饮食中摄取的铁多，由皮肤损失的铁也相对较多。此外，肠息肉、梅克尔憩室、钩虫病等也可引起肠道失血。因失血1 mL就相当于失铁0.5 mg，故无论何种原因引起的长期少量失血都是造成缺铁性贫血的重要原因。长期反复患感染性疾病，可因消耗增多而引起贫血。

③预防和护理

a. 加强对孕母的卫生指导及新生儿出生后的合理喂养指导，强调及时添加含铁较多的辅助食品，早防、早治消化、营养紊乱及感染性疾病，对早产儿及双胎儿2个月后给予铁剂，正常体重儿4个月给予铁剂（元素铁0.8~1.5 mg/kg，每周1~2次），对疾病恢复期患儿注意营养物质的供给，等。

b. 一般疗法。对重症患儿加强护理，预防各种传染性疾病。保证充足睡眠、合理的饮食，及时给婴幼儿添加补充营养，根据婴幼儿的消化吸收能力，在膳食中注意补充一些含铁比较丰富的食品，多吃动物肝、血、瘦肉等。

c. 病因疗法。仔细分析病因，加以根治。积极配合治疗，在医生指导下坚持服用铁剂。在多吃含铁丰富食品的同时，还应多吃一些酸性食物，如山楂片、维生素C等，这样可以促进铁的吸收。

（3）营养不良

①症状。面色、睑结膜苍白、厌食、消瘦，皮下脂肪少，肌肉松弛，头发干枯，体重不增，智力发育迟缓，如图1-13所示。

②病因

a. 先天不足，如早产、出生低体重、宫内发育迟缓等。

b. 喂养不当。人工喂养时，配奶方法不对，放入水分过多，热量、蛋白质、脂肪长期供应不足。母乳喂养的婴儿，没有及时增添辅食，都可使婴儿发生营养不良。

c. 疾病因素。体质差，反复发生呼吸道感染、消化不良、慢性消耗性疾病（寄生虫、长期腹泻、慢性痢疾），导致营养吸收利用障碍，或会增加机体对营养物质的需要量。

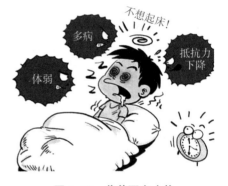

图1-13　营养不良症状

d. 生长发育过快，各种营养物质又不能及时供应上，造成供不应求。

③预防与护理。要避免孩子营养不良，最好的办法是积极做好预防。婴儿在6个月内最好实行母乳喂养，按时增添辅食，做到饮食多样化。给予高热量、高蛋白、含维生素丰富的食物。同时，要积极治疗各种慢性病及胃肠疾患，预防各种疾病的发生。

a. 饮食平衡。通过饮食的合理搭配，实现营养摄取平衡。

b. 营养补充。可以通过注射等方法补充营养。

c. 营养强化。持续地加强某种营养的补充，如服用药物等。

（4）单纯性肥胖症

①症状。全身脂肪组织过度增加、堆积，有氧能力和运动能力下降；行为偏差表现为：过度进食、偏食、挑食，过度偏嗜高热量食物；懒于体力活动、喜静坐式生活方式，人际交流少，因而出现各种病症，如图1-14所示。

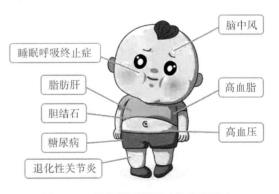

图1-14　单纯性肥胖症对儿童的影响

②病因。脂肪或糖类摄入过多，营养过剩，又缺乏适宜的体育锻炼，使摄入的热量超过消耗量，剩余的热量就转化成脂肪堆积在体内引起肥胖。这是目前儿童比较严重的健康问题和社会问题。

对儿童心血管、呼吸功能将产生长期慢性（有时是不可逆的）的损伤，阻滞儿童的有氧能力发育，提前动用心肺储备功能，降低体质和健康水平，抑制生长激素的分泌，身材较同龄人矮，阻碍心理和行为发展。除此之外，还会造成儿童难以克服的心理行为损伤，使儿童的自尊心、自信心受到严重损伤，压抑儿童潜能，对儿童的性格塑造、气质培养、习惯养成造成破坏性的负面影响。儿童期单纯性肥胖症是成年人期肥胖和心脑血管疾病、糖尿病、代谢综合征的重要危险因素。

③对脂肪组织进行测量的方法。婴幼儿每个年龄阶段都有标准体重，建议使用身高别体重法（身高标准体重）进行测量，如果体重超过标准体重10%为超重，超过20%为轻度肥胖，超过30%为中度肥胖，超过40%为重度肥胖，超过60%为极重度肥胖。参照人群体重是由世界卫生组织推荐的美国 NCHS/CDC 制定的身高别体重进行判定的。

计算方法：根据实际体重和身高的标准平均体重的比值。

根据身高的标准平均体重的计算公式如下（单位为 kg）。

1~6 个月体重=出生体重+月龄×0.7

7~12 个月体重=6+月龄×0.25

1~2 岁平均增长 2.5~3

2~10 岁体重=（年龄×2）+8

④预防和护理。加强以运动为主的锻炼；以行为矫正为关键技术，把饮食调整和健康教育贯彻始终；以家庭为单位，以日常生活为控制场所；由肥胖婴幼儿、家长、育婴员、医务人员共同设计综合方案。

a. 控制饮食的措施：保证婴幼儿在正常生长发育的营养需要基础上，控制饮食。

第一，强调母乳喂养，人工喂养时要按婴幼儿实际需要进行科学合理喂养，3 个月内避免喂固体食物，4 个月时合理地添加辅食。

第二，1 岁以内维持正常体重，避免摄入过量热卡，多吃水果蔬菜、粗粮制品。据统计，如果 1 岁以内成为肥胖婴儿，有 36% 的儿童体重会超过标准。

第三，指导家长科学合理地安排膳食，定时定量，养成婴幼儿良好的生活和进食习惯。如多食芹菜、萝卜、黄瓜、西红柿、苹果、竹笋等含纤维素或非精细加工的食物，少食或不食巧克力、冰激凌等高热量、高脂食物；少食或不食油炸食物、西式快餐或甜食。口渴时尽量喝白开水。不喝糖水及含糖饮料，纠正婴幼儿不良的饮食习惯，如经常吃零食，睡前吃东西，等；进食速度不要过快，吃饭要细嚼慢咽、小口进食；吃饭时间不要过长，家长也不要把喂食作为奖励或惩罚的手段。

b. 增加运动的措施。根据婴幼儿的年龄特点设计一些安全、有趣味性、能够减少脂肪的运动项目。循序渐进地有目的、分步骤地锻炼婴幼儿的耐力、肌肉和关节柔韧性，但以运动后不感到疲劳为宜，不能操之过急。

c. 忌服任何"减肥食品""减肥药品"或"减肥饮品"，避免产生其他副作用。

（5）各类维生素缺乏、微量元素缺乏

维生素种类繁多，基本上可分为脂溶性和水溶性两大类。前者包括维生素 A、维生素 D、维生素 E、维生素 K，后者包括 B 族和 C 族维生素、叶酸等 10 多种。在婴幼儿期，维生素 A、维生素 D、维生素 B_1、维生素 B_2 和维生素 C 最容易缺乏，微量元素碘、锌容易缺乏，要特别引起注意。各类维生素缺乏、微量元素缺乏的表现和防治见表 1-3。

表1-3　维生素缺乏、微量元素缺乏的表现及其家庭防治

维生素缺乏	主要表现	家庭防治
维生素 A 缺乏	皮肤干燥、角膜溃疡、夜盲、畏光。	口服维生素 A。
维生素 B₁ 缺乏	起病急，突然面色苍白，阵发性哭吵、夜啼，食欲下降、呕吐，腹胀、便秘。	1. 母乳喂养者，尤其母亲要减少以精白米、面为主食。 2. 注意从食物中尤其是富含维生素 B₁ 的谷物的外皮及胚芽中摄入。
维生素 B₂ 缺乏	口角炎、舌炎、口唇干裂、发红、疼痛、舌面光滑、肿胀、舌色红紫、眼疼、怕光、发痒、流泪。	多吃奶类、蛋、肉、鱼、豆类和绿色蔬菜。
维生素 C 缺乏	虚弱、无力、面色苍白、脾气急躁、爱哭闹、牙龈出血、全身骨头疼。	1. 加强母乳喂养。 2. 多吃新鲜蔬菜、水果或新鲜菜汁、果汁。
维生素 E 缺乏	嘴唇、眼结膜、指甲发白；没精神、出现贫血的症状；全身水肿，大腿、会阴、眼睑、下肢较严重。	1. 加强母乳喂养。 2. 要多吃乳、蛋、肉、谷物、干果等。
维生素 K 缺乏	新生儿（出生后）全身各部分出血，以消化道出血为多见，常见于出生后 2~5 天，吐血、便血、皮肤出血或瘀斑、脐部、皮下、口腔慢性渗血。早产儿偶见颅内出血，病情严重。	1. 怀孕期间，孕妇要保证营养。 2. 孕期健康状况不好要及时改善。 3. 孕期用过抗凝血药（如阿司匹林、磺胺）、抗惊厥药（如苯妥英钠、苯巴比妥）、抗结核药（如利福平、异烟肼）的需要及时补充维生素 K。 4. 乳母、长期母乳喂养的婴幼儿要多吃蔬菜、水果，并及时添加辅食。
叶酸缺乏	嘴唇、眼结膜、指甲发白；毛发稀疏而黄、皮肤蜡黄；没精神；出现贫血的症状，常伴肝脾肿大，严重者有出血点和瘀斑。	1. 纠正偏食、挑食、拒食新鲜蔬菜或水果的习惯。 2. 长期服用抗生素、抗癫痫药、长期腹泻的，及时补充叶酸。 3. 平时多吃绿叶蔬菜、水果、谷类、蛋黄、动物内脏。
碘缺乏	甲状腺肿大，可以不对称、无结节；婴幼儿体格和智力发育受到妨碍、迟缓；甚至身材矮小、智力低下；语言和听力障碍。	1. 每周喝一次紫菜汤、吃一次海带，可以预防碘缺乏。 2. 如果怀疑碘缺乏应及时看医生，进行药物治疗。 3. 使用碘盐的注意事项：将碘盐放在棕色或避光的容器内；不用时加盖或密闭保存；烹饪时要起锅前放入，不要高温加热过久。
锌缺乏	1. 纳呆，味觉敏感度下降是最常见及最早出现的症状。部分患儿有异食癖，或反复口腔溃疡。 2. 生长速度减慢，矮小、消瘦、下肢水肿。 3. 免疫功能低下，常有上感和腹泻，创伤愈合慢。 4. 口腔、肛门、生殖器及眼鼻和肢端可见经久不愈的对称性皮炎。 5. 少数患儿有脂肪吸收不良及抗维生素 A 性夜盲症。	1. 大力鼓励母乳喂养，初乳中含锌量为成熟乳的 6~7 倍。 2. 双胎、早产，尤其人工喂养者易缺锌。营养不良小儿中 3/4 伴缺锌。因此需要纠正偏食、挑食及吃零食的习惯。 3. 提供瘦肉、肝脏、鱼类、蛋黄等含锌多的食品。豆类虽含锌多，但其表皮不利锌吸收，可改吃黄豆芽、豆腐等。 4. 单纯靠静脉补液或服用金属螯合剂可引起急性缺锌，应及时补充。硫酸锌最为常用，若胃不适，可改用葡萄糖酸锌。一般要按服用 0.5~1.5 mg/kg 元素锌计算，服 2~3 个月。

（6）维生素中毒

维生素是一种维持生命所必需的营养物质，又是调节生理机能的要素，来源于食物，但它不供给热量。人体每天需要各种维生素的量极少，缺少了某一种维生素就会患疾病。但是，维生素不是补品，如果随意服用，大剂量使用就会造成维生素中毒。

以维生素 D 为例，对维生素 D 敏感的婴幼儿每天摄入维生素 D 4000 国际单位，服用 1~3 个月就可能出现中毒症状。

现实生活中，部分家长为了给婴幼儿"预防"和治疗佝偻病，在对佝偻病诊断不明确时服用大剂量

维生素 D；有的家长自行购买各类维生素 D 和含维生素 D 的钙剂制品，重复服用；还有的家长多处就诊，不对医生讲明维生素 D 的真实用量，自行服用以致累积中毒。

①主要表现。孩子食欲减退甚至厌食、烦躁、哭闹、低烧、反复感冒、支气管炎、呕吐、便秘、多尿等。

②家庭防治。严格禁止大剂量服用或注射维生素 D，需要者按照医生规定的剂量服用。

任务七　婴幼儿常见疾病及其护理

任务描述

早发现，早治疗。婴儿年龄小，不能用语言准确表达病痛，作为早教师要善于从婴幼儿日常生活表现中发现异常，及时进行治疗。

任务分析

知识要求

1. 腹痛

婴幼儿腹痛是相当常见的疾病。胀痛、绞痛、疼痛轻重程度与病情并不一致。消化不良、急性阑尾炎、便秘、肠套叠、腹股沟疝嵌顿、急性腮腺炎等都有可能伴有腹痛。如疼痛剧烈，婴幼儿哭闹不止，过一会儿又完好如初，可能是得了肠道痉挛，痉挛解除，疼痛即刻缓解。

鉴于婴幼儿腹痛病因比较复杂，婴幼儿又缺乏一定的表达能力，所以不要以疼痛的程度来推测病情，更不要盲目按揉腹部，正确的办法是立即送医院治疗。

用热水袋进行热敷，对胃肠道痉挛引起的胃肠绞痛，特别是因受寒、饭食过多引起的胃部胀痛有一定效果，能够缓解胃肠痉挛，减轻疼痛。下列介绍几种以腹痛为主要症状的婴幼儿常见疾病。

（1）肠虫症

肠虫症也是婴幼儿腹痛的常见原因，当某种因素刺激虫体时，可使蛔虫窜上窜下地蠕动，刺激肠道引起痉挛而产生疼痛。此时如果按揉和热敷就会加重病情，引发危险。按揉腹部会刺激虫体穿破肠壁，引起弥漫性腹膜炎。

（2）急性阑尾炎

急性阑尾炎是较多见的一种引发腹痛的原因。婴幼儿阑尾炎在早期并无典型症状，可能肚脐周围有轻微疼痛，有时有呕吐、腹泻，按压时疼痛并不明显。婴幼儿的免疫功能较差，患阑尾炎时很容易发生穿孔。如果盲目按揉或做局部热敷，就可能促进炎症化脓处破溃穿孔，形成弥漫性腹膜炎。

（3）肠套叠

肠套叠多见于 6 个月左右的婴儿，由于被套入的肠子血液供应受到阻碍会引起疼痛，时间过长可能发生坏死。如果盲目按揉，会加重病情。如婴儿发生阵发性哭吵不安、呕吐或有果酱样大便，应立即去医院急诊。

2. 呕吐

呕吐的原因是多种多样的。首先要搞清楚引起呕吐的原因，针对不同的情况进行不同的处理。新生儿最多见的是由于喂养不当而出现的溢奶或呕吐，对此要用科学方法喂养和加强护理。比如，用奶瓶喂奶时要注意橡皮奶头孔眼不要过大，防止吸奶过急；喂奶次数不要过多或喂奶量不宜过大，喂奶前不要让婴儿过于哭闹，不要吸吮带眼的假奶头；喂奶时要使奶瓶中的奶水充满奶头。这样可以防止婴幼儿胃内吸入过多的空气而导致呕吐。喂奶后不要过早地翻动婴儿,应把婴幼儿竖抱起来,轻轻拍打背部,打出几个"饱嗝"再放回床上,或将婴儿的床头抬高,形成右侧位睡姿,可以防止呕吐时发生窒息或引起吸入性肺炎。

生理性呕吐一般会随着婴儿月龄的增长和胃肠功能逐渐完善而慢慢好转。如果婴儿出生后24小时就开始呕吐,或吃后就吐,量较多,甚至呈喷射状,婴儿可能患有颅内疾病或高位肠梗阻。除呕吐外还伴有其他异常的症状与体征,这是因生病引起的呕吐(病理性呕吐),应尽早送到医院进行治疗。如果呕吐持续存在,并反复出现,改进喂养方法也毫无作用,就要考虑婴儿是否存在某种疾病的可能。一般母乳喂养的婴幼儿发生呕吐的少于人工喂养的婴幼儿。婴幼儿如果呕吐,吐出来的东西主要是奶水,如果混有血液、黄绿色的胆汁、类似大便的东西,则可能是十二指肠梗阻。如果婴幼儿腹泻的同时频繁呕吐,就可能是胃肠炎引起的,一定要引起重视。这是很严重的疾病,会造成婴幼儿脱水,处理不当,可导致婴幼儿死亡。如果新生儿每次喂完奶都呕吐出大量的奶,或有喷射状呕吐,并且没有大便,特别是孩子看来还很饥饿,一定要到医院治疗。

3. 肺炎

婴幼儿发热、咳嗽、气急和口唇紫绀,应考虑可能患轻度肺炎,除了积极配合医生的治疗外,精心护理也至关重要。

(1)居室要保持安静,以利于婴幼儿充分休息。良好的休息可以减少患儿体内能量的消耗,保护心肺功能和减少并发症的发生。

(2)让婴幼儿枕高一点的枕头或采取半卧位姿势,经常翻身拍背或改变体位有利于减轻患儿肺部瘀血,并易于咳出痰。恢复期可适当参加户外活动,以促进肺部炎症的吸收。

(3)营养与喂养。患儿因病程中发热等消耗增加,消化功能受到影响,所以应多吃易消化而富有营养的食品,保证足够的营养供给。如果出现呼吸困难,边吃边喘,可少量多餐,不要让食物呛入气管。咳嗽时应暂停喂食,以免引起窒息,同时应多喝水,有助于痰液稀释。

(4)护理期间要密切观察病情的变化,患儿出现气急、口唇青紫等异常表现应及时送医院做进一步治疗。

4. 哮喘

哮喘是一种慢性呼吸道疾病,发作时伴有呼气性呼吸困难,极易反复发作。每年反复咳嗽和喘息在3次以上的,多数患儿有湿疹、过敏性鼻炎和食物(药物)过敏史及家族史。患儿出现呼吸性困难及喘鸣音,夜间严重时不能平卧,需要长期护理和治疗,护理要求如下:

(1)保持室内环境和空气清洁卫生,室内应保持适宜的温度和湿度,避免烟雾、化学制剂或寒冷空气刺激患儿呼吸道。在发作期,忌养小动物,以避免空气污浊和发生感染、过敏等。绒毛玩具、地毯、草席等及时清洁,防止螨虫寄生。

(2)提醒家长注意观察,分析引起哮喘的过敏原。如在家庭中发现引起哮喘的过敏原,需要定期清除。如食物过敏(海鲜等)需要忌食。

(3)逐步改善婴幼儿体质,增强他们适应环境的能力。

(4)根据患儿的情况,进行有针对性的照料或护理:育婴员必须学会熟练使用喷雾吸入器、风速仪,以及填写观察记录。对经常反复发作哮喘的患儿,应限制患儿的运动量,避免过度劳累诱发哮喘,同时配备必备药物。哮喘重度发作时,必须立即送医院治疗。哮喘反复发作的,需配合医生做好长期治疗计划并执行。

5. 麻疹

麻疹是由麻疹病毒引起的急性呼吸道传染病。临床特征为发热、流涕、咳嗽、眼结膜炎、口腔黏膜斑及全身皮肤斑丘疹。麻疹的潜伏期为10~14天。患者为麻疹的唯一传染源。一般认为接触麻疹后7天至出疹后 5 天均有传染性。患者咳嗽、打喷嚏时，病毒随飞沫排出，直接到达易感者的呼吸道或眼结膜而引起感染。间接传播很少。未患过麻疹，也未接种麻疹疫苗者均为易感者。病后有较持久的免疫力。麻疹有许多严重的并发症，因此，婴幼儿按时接种非常重要。

出疹前期，持续 2~4 天，但体弱、重症或滥用退热剂者可延至 7~8 天。主要表现为上呼吸道炎症，急起发热、咳嗽、流涕、打喷嚏、畏光流泪、结膜充血、眼睑浮肿。同时在上口腔黏膜上有白色斑点，大小不等，称为麻疹黏膜斑。少数患儿病初 1~2 天在颈、胸、腹部出现风疹样或猩红热样皮疹或荨麻疹，数小时即退。

在发病第 4 日左右开始出疹，一般持续 3~5 天。皮疹首先从耳后发际开始，渐及前额、面颈、躯干与四肢，待手脚心见疹时，则为"出齐"或"出透"。皮疹初为稀疏淡红色斑丘疹，直径 2~4 mm，后皮疹逐渐增多，融合呈卵圆形或不规则形，疹间可见正常皮肤，皮疹出透后转为暗棕色。病情严重时，皮疹可突然隐退。这时全身中毒症状加重，体温高达 40 ℃，患儿精神萎靡、嗜睡，有时谵妄抽搐。患儿面部浮肿、皮疹、眼分泌物增多，甚至粘连眼睑不易睁开，流浓涕，上述表现之面貌称为麻疹面容。

皮疹出齐后，中毒症状明显缓解，体温下降，1~2 天降至正常。精神食欲好转，呼吸道炎症迅速减轻，皮疹按出疹顺序消退并留有糠麸样细小脱屑及淡褐色色素沉着，以躯干为多，1~2 周退净。若无并发症的典型麻疹全程 10~14 天。

护理要求如下：

（1）进行隔离。患儿应在家隔离、治疗至出疹后 5 天。有并发症患儿应住院隔离治疗，隔离期延长 5 天。

（2）保持室内温度和湿度适宜；给予易消化营养丰富的流质或半流质饮食，水分要充足；保持皮肤及眼、鼻、口、耳的清洁，用温热水洗脸，生理盐水漱口；用抗生素（红霉素）眼膏或（氯霉素、诺氟沙星）眼药水保护眼睛，防止继发感染。

6. 水痘

水痘是从婴幼儿到成年人都有可能患的出疹性传染病。一般 1 岁以下较为少见，3~4 岁是水痘的高发期，而且容易传染。所以家庭护理非常重要。水痘由水痘-带状疱疹病毒感染引起，通过空气、飞沫传染，直接接触也会受到感染。通常发热 1~2 天后出疹。第一天长出点状小粒，慢慢变成水泡。皮疹呈向心性分布，躯干多四肢少，也可见于头皮、口腔、眼结膜和外阴。水痘分期分批地长出，有四种皮疹——红斑、丘疹、疱疹、结痂同时存在，此起彼伏，为期 8~10 天，最后会结痂，基本上不会留下疤痕。如婴幼儿用不清洁的手搔抓，会引起水痘感染后皮肤化脓。

护理要求如下：

（1）水痘不是必得的病，隔离患者、注射疫苗有良好的预防效果。有关事项应向当地卫生防疫部门进行咨询。接触者需要观察 21 日。

（2）尽管少见，但水痘可引发脑炎、肠胃炎等并发症。如有病毒潜伏在体内神经系统末梢，在遇到大病或不良环境时发作，会出现带状疱疹。如果水痘继发感染时要及时去医院治疗。

（3）保证患儿多休息、多喝水，食物宜清淡，保持肠胃通畅。

（4）保持皮肤清洁健康，勤洗澡、勤换衣服，剪短指甲，避免婴幼儿用手搔抓。抓破后继发感染，会留下疤痕，影响容貌，还可能引起溃疡或细菌感染。

如果感染，不要涂抹氟轻松类外用软膏，应使用抗生素类药膏。

（5）不要外出，以免传染别人。

7. 流行性腮腺炎

腮腺炎主要发生在冬、春季。开始发病时患儿出现头疼、发热、呕吐等症状，1~2 天后出现腮腺肿胀。通常先起于一侧，2~3天后对侧出现，也有的仅在一侧。流行性腮腺炎容易并发脑炎，一般在腮腺肿胀一周左右出现症状，表现为高热、头痛、呕吐、颈强直等，还可并发肾炎、睾丸炎、胰腺炎等。感染后获终身免疫。腮腺炎的护理主要是合理安排患儿的生活，减少并发症的发生。

护理要求如下：

（1）注意休息，直到腮腺肿大完全消失为止。要掌握婴幼儿体温、呼吸的变化，如果出现高烧、头痛、烦躁、嗜睡等症状，男孩出现睾丸发炎，应及时去医院治疗。

（2）由于患病婴幼儿吞咽困难，所以最好吃流质或半流质的食物，并要注意营养，以利于身体恢复健康。不要吃酸辣等刺激性的食品，以免使腮腺分泌物增多，肿痛加剧。

（3）保持口腔清洁，每天用盐水或复方硼酸液漱口，清除口腔内的食物残渣，防止发生继发性感染。

（4）在医生指导下服药。可以用清热解毒、止痛消肿的中药涂敷在外部肿胀处，同时口服清热解毒的中药。

根据患病婴幼儿的具体情况确定，如果情况严重，应马上送医院治疗。

8. 百日咳

百日咳是由百日咳杆菌引起的急性呼吸道传染病，多流行于冬春季。开始时轻度发热、咳嗽、流鼻涕，与感冒相似，3~4天后，热度消退，咳嗽加重，呈阵发性，并且白天症状较轻，晚上咳嗽加重，有大量黏液分泌，咳10余声后伴有特殊的吸气性鸡鸣样回声。剧咳者常伴眼睑浮肿，眼结膜出血，紫癜及舌系带溃疡等。

百日咳病程一般需要6~8周才能痊愈，需要耐心细致地护理和治疗。

护理要求如下：

（1）指导家长按时接种百日咳疫苗。

（2）在百日咳流行期间减少公共场所活动，避免传染。

（3）保持室内空气新鲜，注意房间通风。

（4）加强婴幼儿营养，注意锻炼身体，提高抵抗疾病的能力。

（5）自起病后40天隔离患儿，密切接触者观察21天。

9. 脊髓灰质炎

脊髓灰质炎俗称"小儿麻痹症"，是脊髓灰质炎病毒引起的小儿急性传染病，它可以通过患者的粪便、飞沫来传播病毒。脊髓灰质炎主要侵犯中枢神经系统的运动神经细胞，以脊髓前角运动神经元损害为主。若及时治疗，其治愈机会超过90%。

受到感染的婴幼儿大部分都没有明显症状，只有小部分会出现类似感冒的症状，如发烧、恶心或疲倦。病程会持续数天，若不加以治疗，患儿会出现脉搏加速、抽搐及瘫痪。瘫痪部位一般都不对称，主要视中枢神经受破坏部位而定。严重者会引起后遗症甚至死亡。

该病潜伏期为5~14天，持续2~7天后渐渐康复，没有后遗症；只有1%的患病者，会因中枢神经受损而出现瘫痪。

护理要求如下：

（1）口服减毒活疫苗。预防疫苗的保护力可以达95%以上。服用后，身体产生自然感染，刺激身体产生循环抗体及肠道免疫。

（2）为降低儿童感染的机会，应隔离患儿至少40天，密切接触者应连续观察20天。

（3）怀疑婴幼儿患此病应立刻送医院，不宜自行处理。

10. 猩红热

猩红热是由A族溶血性链球菌引起的急性呼吸道传染病。其临床特征有发热、咽炎、草莓舌、全身弥漫性红色皮疹、疹退后片状脱皮。由于容易并发肾炎，需要引起重视。

猩红热全年均可发病，但以冬春季多见。潜伏期1~7天，平均3天。传染原为患儿和带菌者，主要通过呼吸道飞沫传播，也可经破损的皮肤传播，引起"外科型"猩红热；此外，偶可见细菌污染玩具、食物、生活用具等方式传播。儿童尤其以3~7岁为主要的易感人群，感染后可获得较长久的抗菌和抗红疹毒素能力。婴儿通过胎盘从母体获得的被动免疫可持续到1岁。

链球菌侵入人体后，引致扁桃体周围脓肿、咽后壁脓肿、中耳炎、鼻窦炎，甚至肺炎、败血症和骨髓炎等严重感染。并使皮肤充血、水肿、上皮细胞增生、白细胞浸润，以毛囊周围最为明显，形成典型的猩红热皮疹；这类毒素还可增强内毒素的作用引致中毒性休克。少数患儿对细菌毒素可发生过敏反应，在病程2~3周时会发生心、肾和关节滑膜等处的胶原纤维变性或坏死、小血管内皮细胞肿胀和单核细胞浸润病变，临床呈现风湿热、肾炎等疾病症状。

护理要求如下：

（1）做好呼吸道隔离，急性期应卧床休息。

（2）供给充足的水分和营养，保持体力。

（3）保持皮肤清洁，防止继发感染。

（4）做好愈后的后续观察。如果出现面部浮肿，需要提醒家长注意，可能是引起肾炎的信号。

11. 传染性肝炎

婴幼儿若与病毒性肝炎患者有过接触，均有可能被传染。

传染性肝炎的特点如下：

（1）它可以通过接触，从一个患者直接或间接地传染给另一个人，有些可造成流行。

（2）通过预防接种（乙型肝炎疫苗及甲型肝炎疫苗）可以使机体产生特异性免疫，从而避免被感染。

（3）可以注射某些免疫球蛋白，使机体获得免疫力，从而预防传染性肝炎的发生。

婴幼儿接触了传染性肝炎患者或病毒后，护理要求如下：

（1）接触乙肝患者后及时注射乙肝免疫球蛋白。接触甲型肝炎患者，在1周内，尽早肌内注射丙种免疫球蛋白。

（2）隔离接触者。接触了肝炎患者后又可以传给另一个人，这样疾病会一个一个地传开去，越传越多，造成流行。要防止这种情况发生，就必须对接触者隔离观察至潜伏期结束。

（3）对疑患肝炎的婴幼儿应带去医院检查，并做系列有关肝功能检查，以尽快明确诊断。病毒性肝炎是可以预防的。预防的重点应在提高全社会卫生水平上，着重抓好饮食、饮水和个人卫生，养成饭前、便后洗手，外出归来要洗手，不吃不洁食物，不喝生水等习惯。

12. 细菌性痢疾

细菌性痢疾简称菌痢，是由痢疾杆菌引起的常见肠道传染病，以急性发热等全身中毒症状与腹痛、腹泻、里急后重及排脓血样大便等肠道症状为主要临床表现。本病终年均有发生，但多流行于夏秋季节。人群对本病有普遍易感性，幼儿及青壮年发病率较高，尤其是中毒性痢疾比较集中发生于儿童。痢疾杆菌随患者或带菌者的粪便排出，借带菌的食物、饮水等经口而感染其他人。特别是污染粪便的脏手与苍蝇对病菌的传递起着一定的作用，人群有普遍的易感性，儿童感染菌痢的机会较成年人为多，故发病率也较高。

细菌性痢疾潜伏期数小时至7天，多数为1~2天。

护理要求如下：

（1）急性期患儿宜卧床休息，按病情随时测脉搏。

（2）按肠道传染病消毒隔离。饮食以流质或半流质为宜，忌食多渣多油不易消化或具有刺激性的食物。开始一两天最好只喝水、淡糖水、米汤、蛋花汤等，喝牛奶有腹胀者，不进牛奶。病情好转，可逐渐增加稀饭、面条等，切忌过早给予刺激性、多渣多纤维的食物。不要吃生冷食品。

（3）口服补液盐溶液（ORS）每升水中含葡萄糖 20 g、氯化钠 3.5 g、碳酸氢钠 2.5 g、氯化钾 1.5 g，也可静脉滴注 5%的葡萄糖生理盐水。

（4）大便次数频繁的，应保护肛门。每次便后，用软卫生纸轻轻按擦后用温水清洗，涂上凡士林油膏或抗生素类油膏。

（5）按时服药。要坚持按照医嘱服药，连用 5~7 天，不要停止腹泻就停止服药，这样容易使细菌产生抗药性，很容易转为慢性痢疾。

（6）对患儿及其使用的食具、用具要隔离。患儿的食具、用具要单独使用，要有专用便盆。根据要求定时消毒。

13. 流行性脑脊髓膜炎（流脑）

流行性脑脊髓膜炎（简称流脑），是由脑膜炎双球菌引起的化脓性脑膜炎。多见于冬春季，儿童发病率高。脑膜炎双球菌为革兰氏阳性菌，由呼吸道侵入人体，在上呼吸道繁殖产生大量的内毒素，在抵抗力低下时，病原体侵入血液，继而侵入脑膜，形成化脓性脑膜炎。

流行性脑脊髓膜炎潜伏期 1~7 天，一般 2~3 天。带菌者和不显性上呼吸道炎患者是主要传染源。主要通过空气和飞沫传播。但由于病原体对外界环境抵抗力差，只有当与传染源密切接触时才可能发病。人群普遍易感，但成年人 70%~80%可通过隐性感染获得终身免疫。故发病多为儿童。一般在冬春季节发病，有明显的季节性，多呈散发性，有时也可小流行。自从疫苗接种后，周期性流行已少见。

婴幼儿（2 岁以下）因颅骨缝及囟门未闭，脑膜炎症状常不典型，表现为高热、呕吐、拒食、哭吵不安，甚至惊厥。

本病的预防主要是早期发现、及时隔离直至症状消失，居室通风好，消毒衣物。对带菌者给予药物治疗。对可疑病儿应予观察或治疗。

14. 流行性乙型脑炎（乙脑）

流行性乙型脑炎（简称乙脑），是由乙脑病毒所致的中枢神经系统急性传染病。经由蚊虫媒介而传播。有严格的季节性，流行于 6~10 月，集中于 7、8、9 三个月，10 岁以下儿童最易感染。临床上以突然起病，高热、头痛、呕吐、嗜睡或昏迷、惊厥为特征。

人和动物皆可成为本病的传染源，猪为最主要的传染源。本病主要通过蚊虫叮咬传播。同时蚊虫也是本病毒的长期宿主，越冬蚊可带病毒过冬到第 2 年，从蚊卵、蚊幼虫体亦可分离出病毒。任何年龄均可发病，10 岁以下儿童，尤以 2~6 岁发病率更高。病后能产生稳固免疫力，故成年人常因隐性感染而获得免疫。6 个月以下婴儿因从母体获得抗体，发病较少。近年来，由于在儿童及青少年中进行预防接种，发病年龄有推迟的趋势。

潜伏期：4~21 天，平均 2 周左右。在潜伏期内病毒侵入血液内繁殖，大多数人感染后不出现症状，为隐性感染，但机体可获得免疫。较典型病例的病程大多为两周。

预防与护理要求如下：

（1）消灭蚊虫滋生地，抓好防蚊、灭蚊措施，切断传播途径。

（2）提高人群免疫力，对易感者，尤其是婴幼儿，定期进行乙脑疫苗接种，一般在流行季节前 1~2 个月进行。

（3）早期发现患儿，及时隔离患儿至体温正常为止。

（4）对患儿隔离治疗，注意病情变化，观察体温、脉搏、呼吸、血压、瞳孔大小不等、呼吸节律失常等征象。对昏迷患者，应注意口腔、皮肤的清洁护理，定时翻身侧卧，受压部位放置气垫，应用牙垫或开口器，防止舌咬伤。流质饮食，热量每日不低于35~40 kcal/kg，并注意补充维生素B、维生素C以及清凉饮料和葡萄糖液。

（5）如发生高热，则应以物理降温为主，如冷敷、冰袋放置、50%酒精擦浴、冷盐水灌肠等。

15. 手口足病

手口足病是由病毒感染的疾病，多数在夏秋季出现。

发病初期出现类似感冒的症状，持续发烧4~5天。主要在手心、脚心和口中出现皮疹或水疱，但有时也发生在臀部、膝部和胳膊的外表面。在水疱的周围呈红色，藏在手心和脚心的疱，沿着指纹的方向呈细长形。

口腔内出现溃疡，导致吞咽困难，食欲减退。水疱和皮疹在7~10天后消退。

手口足病通过患儿的粪便传染。

预防和护理要求如下：

（1）保持室内空气流通，若有发热可服用退热药，并保持足够的水分。
（2）饭前、便后，尤其处理过患儿被粪便污染的物品后应洗净双手。
（3）患儿的玩具、用品需彻底清洗、消毒。
（4）患儿居家隔离，直至热度及皮疹消退，所有水疱结痂。

思考与练习

1. 婴幼儿日常保健与护理的基本原则有哪些？
2. 简述婴幼儿常用药物的适应证、用量及禁忌和不良反应。
3. 如何护理婴幼儿口腔卫生，预防龋齿？
4. 如何预防营养性疾病？
5. 婴幼儿常见疾病如何护理？

单元二　安全工作常识

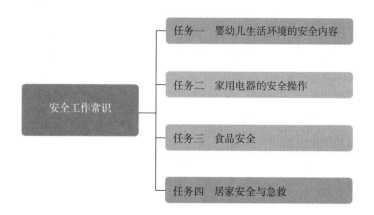

0~3岁婴幼儿活泼好动、喜欢探索，对危险缺乏认识，同时身体协调能力不完善，非常容易出现意外，因此，家长或早教师对安全的认识和相关技能的掌握尤为重要。

本单元围绕0~3岁婴幼儿生活的各个方面，重点介绍家用电器、食品和居家的安全知识。

学习目标

知识目标

1. 掌握 0~3 岁婴幼儿安全专业知识;
2. 掌握急救处理的技能。

能力目标

1. 能够应用所学的安全专业知识和急救技能,在医务人员到达现场前及时进行正确的处理,防止伤势持续恶化;
2. 能够指导家长学习急救技能。

情感目标

热爱保育事业。

任务一 婴幼儿生活环境的安全内容

任务描述

0~3 岁婴幼儿意外伤害常常发生在家庭和托幼机构及其附近场所。因此,早教老师不但应对婴幼儿细心照顾、规范操作,还应及早发现婴幼儿活动场所的安全隐患,及时检查、排除意外事故发生的可能。

任务分析

婴幼儿生活环境的安全

1. 婴幼儿生活环境(居家安全)的内容

(1)室内设施设备的安全检查

①门窗安全

门窗不可装弹簧,要能上锁。除大门外,房门可以被打开。各种门可以加装安全门挡。窗户栏杆的间隔应小于 11 cm,窗下不应放家具,以免婴幼儿爬高,应锁上通往阳台的门。落地窗应选用钢化玻璃。

②地板和楼梯安全

地板和楼梯要防滑,以免婴幼儿滑倒。浴室地面应有防滑垫,并在浴缸和便器边装扶手。楼梯栏杆的间隔不能过宽,要小于 11 cm。

③家具和各类生活用品的安全检查

家具应避免尖角和锐边、缺口、木刺等,有尖角的家具需套上塑料防护角。将针、刀、刀片、剪刀等尖锐物品上锁。给抽屉等安装防脱落装置,给橱、柜门等装上安全锁扣。

④家用电器的安全检查

经常检查家用电器、电线和插座,插座应安装在成年人才能碰触到的位置。电饭锅、热水瓶、电熨斗应放置在婴幼儿拿不到的位置。暖气管、暖气片周围要装护栏隔离。

(2)家用化学品管理

家庭中的化学品主要包括洗涤用品和药品,前者是各类消毒液、洗涤剂、皂粉、杀虫剂等化学制品。若这些物品不妥善管理,有可能被婴幼儿打开,伤及皮肤,甚至误食。家用化学品管理应做到:

①专用药箱妥善放置,严禁在婴幼儿活动场所或卧室中放置药品;

②严禁使用饮料瓶灌装杀虫剂、洗涤剂、消毒剂等，以免婴幼儿误食；

③严禁使用装有药的瓶子当玩具；

④厨房、卫生间的各类消毒液、洗涤剂、皂粉、杀虫剂等化学制品应放入柜中并加锁。

2. 婴幼儿生活环境（户外安全）的内容

婴幼儿活动的公共场所，主要包括居住所在地的物业小区、公园、动物园、儿童游乐场、购物的商场或超市、就餐的饭店等。带婴幼儿到公共场所时应避免意外发生。应做到如下事项。

（1）防止失散

在人多拥挤的场合不要让婴幼儿离开早教师的视线，人多时应拉住婴幼儿的手，避免走失、挤伤，如图2-1所示。

（2）阻止婴幼儿在危险场地嬉戏

阻止婴幼儿在光滑的地面、台阶、玻璃等场地嬉戏。防止滑倒和被玻璃柜台边角的锐边割伤，如图2-2所示。

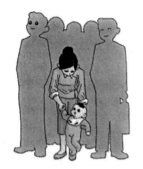
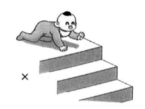

图2-1　防止失散　　　　图2-2　阻止在危险场地嬉戏

（3）阻止婴幼儿攀爬

阻止婴幼儿攀爬自动扶梯和护栏，以防被撞倒、撞伤，如图2-3所示。

（4）安全乘坐运输设备

安全乘坐各类交通工具（如电梯、公共汽车），避免拥挤在狭小的空间中，如图2-4所示。

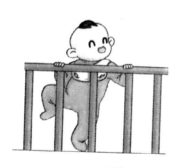
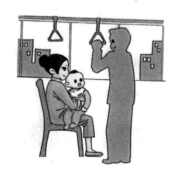

图2-3　阻止攀爬　　　　图2-4　安全乘坐交通工具

（5）严禁婴幼儿在水池边逗留

严禁婴幼儿在水池边逗留，以防溺水。教育婴幼儿不要去危险地带，如泥坑、水井、窖井及粪坑等，如图2-5所示。

（6）不要带婴幼儿逗弄动物

不要带婴幼儿逗弄动物，如图2-6所示。

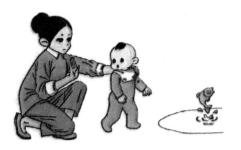
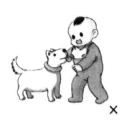

图 2-5　严禁在水池边逗留　　　　　图 2-6　不要逗弄动物

3. 婴幼儿生活环境（交通安全）的内容

（1）遵守交通规则

早教师应手牵手带领婴幼儿行走于人行道上，若在没有人行道的道路上行走时应靠路边行走。通过路口应走人行横道，不闯红灯。不应让婴幼儿独自在马路上逗留。

（2）行车安全

乘坐四轮机动车时，婴幼儿宜在后排座位上，与成年人同坐，并用安全带固定，或使用婴幼儿专用的安全座椅，以免刹车时被撞伤。

（3）乘坐公交车

乘坐公交车时，切勿让婴幼儿的头、手伸出窗外。避免急刹车时发生被撞。

（4）乘坐自行车

骑自行车带婴幼儿时，座位应放于成年人前面，并固定双脚。

（5）乘车服装

在黎明、黄昏及能见度低的雨天或雾天，应给婴幼儿穿上带有反光材料的衣物。

任务二　家用电器的安全操作

任务描述

随着科学技术的发展，现代社会中人们生活的便利程度普遍提高，家用电器的种类不断增加，使用范围不断扩大。早教师在照料婴幼儿的过程中必然会接触到各种电器，也需要熟练使用相关家用电器，提高工作效率和质量。

任务分析

家用电器的安全操作

知识要求

1. 常见家用电器

常见家用电器种类繁多，一般而言，可分为数字视听、家用产品和美容健康产品三大领域，又根据功能再分成若干小类，如图 2-7 所示。数字视听包括电视机、数码摄像机、音响、耳机和电话等。家用产品是最常用和最多的一类，包括洗衣机、空调、电扇、冰箱、微波炉、电饭煲、电热水瓶、吸尘器、电熨斗、（电）取暖器、浴霸等，其中有些用于食物调理

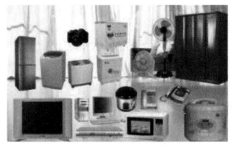

图 2-7　常用家电

的小家电如电高压锅、电磁灶、（粉碎）搅拌机、榨汁机、面包机、电烤箱、煮蛋器等。美容健康产品包括儿童用剪发器、电动牙刷等。针对婴幼儿的电器，还有专用的奶瓶消毒器、温奶器等。

2. 常见家用电器的操作要点

日常生活中，早教师使用的各类电器主要围绕婴幼儿的生活。由于各类家用电器的功能、产地不同，因此需要早教师在使用前掌握以下几个原则。

（1）第一次使用前，仔细阅读说明书

无论使用哪一种家用电器，第一次使用或者长期未用再次使用前，都要仔细阅读说明书，对说明书提示的各项指标做到了如指掌。不能因为曾经使用过类似产品，在不了解电压要求、适用范围的情况下，打开就用。如果还有不清楚的地方，可以询问雇主或者直接联系厂家。了解清楚后再使用，切忌不了解直接使用。

（2）首次使用，不能直接用在婴幼儿身上

即使对产品已经掌握，第一次使用时不能直接在婴幼儿身上试用，避免误操作对婴幼儿造成不必要的伤害。

（3）加强家用电器的日常管理

对自己操作的家用电器要规范使用、及时管理，不能放到婴幼儿可以随便触摸的地方，也不能让婴幼儿玩弄家用电器。使用前，检查设备的安全和线路的安全，使用完毕及时清洁、收起放好。

任务三 食品安全

任务描述

1996 年，世界卫生组织将食品安全界定为"对食品按其原定用途进行制作、食用时不会使消费者健康受到损害的一种担保"，将食品卫生界定为"为确保食品安全性和适用性在食物链的所有阶段必须采取的一切条件和措施"。

任务分析

知识要求

1. 食品安全的意义

（1）食品安全包括食品卫生、食品质量、食品营养等相关方面的内容，同时涉及食品（食物）种植、养殖、加工、包装、储藏、运输、销售、消费等环节。

（2）食品安全是一个社会治理概念。不同国家以及不同时期，食品安全所面临的突出问题和治理要求有所不同。在发达国家，食品安全所关注的主要是因科学技术发展所引发的问题，如转基因食品对人类健康的影响；而在发展中国家，食品安全所侧重的则是市场经济发育不成熟所引发的问题，如假冒伪劣、有毒有害食品的非法生产经营。

（3）食品安全是企业和政府对社会的责任和必须做出的承诺。食品安全与生存权紧密相连，具有唯一性和强制性，通常属于政府保障或者政府强制的范畴。

（4）食品安全是个法律概念。自 20 世纪 80 年代以来，一些国家以及有关国际组织从社会系统工程建设的角度出发，逐步以食品安全的综合立法替代卫生、质量、营养等要素立法。1995 年我国就颁布了《中华人民共和国食品卫生法》；2009 年 2 月 28 日，十一届全国人大常委会第七次会议通过了《中华人民共和国食品安全法》。《中华人民共和国食品安全法》的颁布实施，对规范食品生产经营活动，防范食品安全事故发生，强化食品安全监管，落实食品安全责任，保障公众身体健康和生命安全，起到积极的作用。

因此，食品安全的概念可以表述为：食品（食物）的种植、养殖、加工、包装、贮藏、运输、销售、消费等活动符合国家强制标准和要求，不存在可能损害或威胁人体健康的有毒有害物质导致消费者病亡或者危及消费者及其后代健康的隐患。这表明，食品安全既包括生产安全，也包括经营安全；既包括结果安全，也包括过程安全；既包括现实安全，也包括未来安全。

2. 婴幼儿食品安全的操作与管理

食物是人类赖以生存的物质基础。人的生长发育和组织更新所需要的原料、人体的各种生理活动和保持体温恒定所需要的能量都是由食物供给的。尽管婴幼儿处于成长发育的最初阶段，但是对他们而言，营养需要全面、食物品种需要多样，烹饪和加工技术也有特殊的要求，因此需要早教师增强食品安全的意识。

一般城市家庭中，早教师照料婴幼儿生活中涉及的食品安全包括采购（储藏）、加工和喂食等几个环节。

（1）采购

采购时需要考虑婴幼儿需要的营养素品种，对食物的新鲜程度或保鲜情况进行评估，在了解食物的主要营养素基础上，选购时仔细查看标签或产品说明。

①注意食品安全问题

容易产生食品安全的问题有两个部分，一是食物原料的问题，二是食物添加剂的问题。

食物原料的问题往往是以次充好、假冒伪劣，这是产品供应商牟取暴利的通常做法。如曝光的假奶粉、掺假面粉、病死猪肉制成的肉松、地沟油等。添加剂种类多样，为了保证食品能长时间不变质、不变色并保持香味，食品加工过程中会添加一些食用化学物品。尤其是以儿童为消费对象的食品，为了吸引儿童，可在保持食物外观、口味及气味方面添加食品添加剂。尽管部分厂家保证添加剂质量，但在操作中、原料的选择和添加的剂量等方面很容易出现问题。添加剂有以下几类：

a. 防腐剂。防腐剂能抑制微生物，防止食物腐败变质，用于保持食物的原有品质和营养价值。防腐剂大多由人工合成，如苯甲酸、山梨酸钾、亚硝酸盐等。添加这类防腐剂的儿童食品主要有方便面、罐头食品和果冻等。如果长期或过量食用，会在一定程度上抑制婴幼儿骨骼生长、影响肝肾健康。

b. 色素。色素能增添食品的色彩，目前主要有两大类：天然食用色素和合成食用色素。前者包括红曲、叶绿素、胡萝卜素等，色泽较淡，无毒但价格昂贵；后者着色力强，色彩鲜艳而稳定，成本不高，方便调制。合成食用色素多数属于煤焦油或苯胺色素，添加色素的儿童食品主要有糖果、果冻和饮料。

c. 香精。香精能增添食物香味，包括天然香精和人工合成香精两大类。前者提取成本高，对人体没有危害；后者则主要由化学物质合成，其中过多的酯类、醛类、醇类和酚类对人体有危害，甚至可引起慢性中毒，致畸或致癌。添加香精的儿童食品主要有膨化食品、口香糖、果汁和含乳饮料等。

d. 甜味剂。甜味剂能增添食物的甜度，包括营养型和非营养型两种。前者有葡萄糖浆、蔗糖、麦芽糖醇等，会产生热量；后者如木糖醇、糖精钠、阿斯巴甜、甜蜜素、甜菊甙、三氯蔗糖等，很少或几乎不会产生热量。但这些非营养型的有机化学合成物，食用过多会影响婴幼儿肠胃消化酶的分泌，降低食欲；还有的如甜蜜素过量，会对肝脏和神经系统造成伤害。添加甜味剂的儿童食品有果脯、蜜饯、饮料和口香糖等。

②食物采购时应按需购买，购买当季、本地的新鲜食材

生活中，有些家庭比较多考虑经济成本，往往因价位低一次性购买大量食物囤积起来，尤其在卖场打折的时候。婴幼儿成长所需的食物，往往是数量不多、种类需要丰富，因此，大量采购并不符合婴幼儿营养的需要。卖场促销中，有相当部分食品保质期临近，大量采购反而会造成浪费；同时储存不良还会造成食物的变质，容易引发食物安全问题。

③在超市采购食品的注意事项

城市居民多数习惯在超市采购，超市还存在着大量安全隐患。其一，各种包装上都可能有细菌，消费者购买时可能将这些细菌带到手上、购物篮或购物车上，这些细菌包括肠道病原体，如大肠杆菌；其二，消费者购物时无意中的喷嚏、咳嗽都有飞沫喷出，病原体随之容易附着在购物篮或购物车上。据检验，购物篮底、购物车底是污染最严重的部位。因此，在超市购买食品时，注意生、熟食分开盛放；购买牛奶、豆奶等直接食用的食品时，还要避免接触超市提供的购物车或购物篮等造成交叉污染。上超市采购食物，一般在1小时内为宜，时间过久，则选购的食物来不及分类储藏，富含蛋白质的肉类、鱼类和蛋奶制品在较高的温度下极易变质，变质的食物还会污染其他食品。

（2）加工

采购完成后，应尽早进行食物的加工，避免放置时间过长，导致营养素流失。食物加工时需要考虑卫生和营养的要求，比如操作时注意刀具和砧板的清洁，还要注意清洁双手；加工时要彻底加热，一方面是对食物进行一次消毒灭菌；另一方面对有些含天然毒素的植物性食物如扁豆、豆浆等，可通过高温破坏毒素。

此外，还应掌握适合婴幼儿消化吸收的烹饪方式，并从小培养婴幼儿不挑食、不偏食的良好饮食习惯。例如，有些家庭喜欢荤菜，还有些选择成年人的口味进行烹制，给幼儿多吃肉食、油炸的食物等，这些饮食习惯会影响幼儿对食物营养的全面吸收。

（3）喂食

给婴幼儿喂食需要早教师有耐心，根据不同月龄婴幼儿的消化吸收能力，进行喂食。其具体操作详见早教师各等级教材。

喂食结束后，尽量不留剩饭剩菜，并且及时把餐具或杯具清洗、消毒。在提供每日足够能量的食物基础上，尽量减少喂食各类零食。

任务四　居家安全与急救

任务描述

世界卫生组织于2008年12月联合发表报告指出，每年约有1 000万5岁以下儿童死于各种疾病，其中大约有82.9万幼儿死于意外伤害。在我国，意外伤害是0~14岁儿童的主要死因。

任务分析

知识要求

1. 食品安全的重要性

某种原因而导致婴幼儿的意外事故，轻者伤及肌肤、影响健康；重的造成残疾，甚至危及生命，给婴幼儿个体及其家庭、社会造成肉体上、精神上和物质上的伤害。食品安全是一定要保障的。

2. 造成婴幼儿意外伤害的原因

婴幼儿常见的意外伤害事故种类及其原因有许多，不同原因引发的结果也不相同。从意外伤害事故发生的季节看，冬季较多是烫伤等；而夏季因婴幼儿衣着单薄，户外活动时间多，多为溺水、跌伤等。从意外伤害事故发生的场所看，有的在室内，有的在户外。从意外伤害事故的主体看，有的是婴幼儿自身造成的，有的是外在（人为）因素造成的。从意外伤害事故发生的过程来看，有直接伤害和间接伤害。从意外伤害事故对婴幼儿自身的影响看，有的是身体上的，也有的是心理上的。造成婴幼儿意外伤害的因素主要有：

（1）婴幼儿自身的原因

自身原因主要有两方面原因：一是生长发育的不成熟，造成肌肉控制能力不足；二是婴幼儿心理发育不成熟，对危险及其认识不足、应对能力差。婴幼儿具有活泼好动的特点，喜欢探索和触摸可以看见的各种新奇的东西，但对安全缺少认识，加上自身控制身体运动能力尚未成熟，因此，容易发生各种意外事故。如跌跤、触摸电插座（触电）、误食彩色药丸等。

（2）环境设施的问题

环境设施的问题包括环境设施不适合婴幼儿生活的需要，以及室内装修材料具有安全隐患。

新婚家庭在装修婚房时，较少考虑添丁后的儿童需要，因此，设计的功能和选用的材料都无法满足婴幼儿生活或游戏的需要。比如一些家庭装修成气派的开放式厨房，使得婴幼儿容易进入；以闪亮光滑的石材或玻璃做装修，幼儿学步时容易被划伤；缺少婴幼儿的生活或活动房间或区域，婴幼儿睡觉和成年人同居一室，甚至同睡一床，对婴幼儿身体健康和行为培养弊大于利。

（3）照料者安全意识和操作程序上的问题

比起上述的影响因素，大量的伤害事故是由于照料者对环境认识不足或照料不当引起的。

①有些照料者缺少对安全的认识，因此日常操作中，只图方便，忽视安全。

【案例】小萱，女，24个月。妈妈使用某知名品牌的奶瓶消毒盒，某天使用后，妈妈就在餐桌上打开消毒盒取出奶瓶。此时，小萱正在妈妈身边，她手一抬无意中按住盒盖一角，消毒盒马上倾斜，热水溢出，造成小萱被烫伤。事后，小萱妈妈以产品设计缺陷代女儿小萱上诉产品制造商，结果法院一审判决对其诉讼请求不予支持，理由是小萱被烫伤是因为照料者没有遵守消毒盒的基本操作步骤，且未尽到监护人的注意义务所致，与被告产品制造商不存在法律上的因果关系。据此，法院判决小萱妈妈败诉。法律专家在解读这个案例时指出，经过加热的消毒盒在一段时间内会保持高温状态，这种危险是消毒盒达到其功能的必然结果，属于"合理危险"。家长没有充分了解产品性能，同时在不合理的位置进行操作，没有考虑到可能造成的后果。

②照料者缺乏行为规范，提供给婴幼儿不良示范。比如，带婴幼儿外出时，乱穿马路，或在机动车道上急速穿行，造成婴幼儿以为在马路上行走不需要看交通标识；外出坐车，坐在轿车上放任孩子坐任意想坐的位置，自己和孩子都不采取安全措施。

③照料者对不熟悉的环境缺少预估能力。最近几年，在缺少成年人陪伴的情况下，每年都会发生外来度假的儿童从高楼窗户坠落的事件，而且这些事故往往发生在这些儿童到达后48小时内。

【案例】小林，男，24个月。小林是一个外来务工家庭的孩子，住在一栋楼的二层楼。某天下午，孩子独自在床上玩，自己爬到窗台上。不料窗外铁制防盗护栏的底部年久失修，已经锈蚀，小林一爬上去，护栏就断裂开来，直接掉到地上。小林被送入重症室抢救。经诊断，小林为开放性颅骨损伤、肋骨和腿骨多处骨折，肺部挫伤，伤势危重。

④照料者疏于对婴幼儿行为上的引导，往往放任婴幼儿在环境中的探索行为。比如，在室内容许儿童玩水或玩火，以为有成年人在旁不以为意；外出时，即使儿童离开视线也没有引起足够的注意，比如放任婴幼儿在水塘边嬉戏，结果不小心滑下水去，造成不幸后果。

3. 居家安全操作要点

（1）意外伤害的防范

①关注环境中的危险因素，提前做好预防

婴幼儿并不能理解环境对其可造成伤害，好奇好动的个性容易造成伤害。条件允许的情况下，注意让婴幼儿在可以控制的环境内活动，如在家里有专用的活动室或活动区域，把危险性降到最低；外出时对可能出现的情况提前做好准备。

近几年发生异物吸入的事故不少，除了花生、糖果外，果冻是引起窒息的主要因素。

【案例】小乐，女，6个月。妈妈喂她吃果冻，结果突然噎住了。她小脸憋得通红，嘴唇开始发紫。尽管妈妈马上拍打小乐的背部，但情况没有改善，因此，妈妈马上打120急救。经过医生抢救，小乐才脱离危险。

②关注婴幼儿的行为方式

婴幼儿时期发展迅速，早教师在日常生活中对婴幼儿天赋秉性、活动能力、生活习惯等都要勤于观察，这样才会对婴幼儿在新环境和新刺激下的行为做出有针对性的准备。

【案例】小培，女，24个月，趁外婆看电视不注意，走进厨房，打开水池底下的储物柜门，发现一瓶雪碧，于是打开，倒入自己口中。原来这是外婆储存的厨房清洁剂，小培吞下之后，造成嘴唇和口腔的严重灼伤。

③不让婴幼儿做超前的运动

许多家长都有类似的心理，希望自己的小孩是最棒的，如早一点开口说话、早一点走路，或者会这个、会那个。但是婴幼儿的发展有其自身的规律，同时也有个体差异，年龄越小，差异也越明显。因此，不必让他们超前学习，比如让2岁的幼儿从台阶上往下跳等行为。

④给婴幼儿提供安全的生活或活动设施

早教师需要定期对环境与设施进行检查，及时消除安全隐患。根据婴幼儿生活或活动场所的不同，需要定期检查的场地与设施包括：

a. 家具。家具要结构牢固，避免锐边、缺口、木刺等，有锐角的用护角器或防撞器包住；给抽屉等安装防脱落装置，给橱柜门、抽屉、冰箱等装上安全锁扣；使用专为婴幼儿设计的安全家居用品，如婴儿监控器、透明安全护栏和脚动式安全护栏、绝缘插座套、手指防夹器、桌角防撞器。可供婴幼儿攀爬的椅子、沙发或茶几等不能放置在窗户或阳台上。

b. 窗户。安装防护栏，各类护栏高度要超过1.1 m，间距小于10 cm，中间不设横向栏杆，防止婴幼儿攀爬；移动式窗户应装上挡门横条，避免窗户被无限制打开；落地窗选用钢化玻璃；不在窗台边上放置吸引婴幼儿注意的物品，也不在阳台或窗台边放置桌椅。

c. 门。除大门外，房门可以打开，避免婴幼儿误操作，被反锁；各种门需加装安全门挡；玻璃移门上要贴上清楚的标志，避免婴幼儿误撞。

d. 地面。地面要平整、防滑，避免绊倒；及时清理，不能在地面上堆放的各种物品，尤其要避免把各类杂物堆在地上。

【案例】小弈，男孩，11个月。夏天的下午，午睡起床后的小弈在地板上玩积木，他拿起一块积木，随意扔出去，突然身体往后一仰，妈妈还来不及护住，他已经脑袋着地。等妈妈把小弈扶起来，发现一辆玩具车的车轴扎进了小弈的脑后。

e. 电器。电器插座安装在高于1.6 m以上，位置低的要加盖防护盖；电线要整理清楚；电饭锅、热水瓶、开水炉、电熨斗放置在婴幼儿拿不到的位置；大型电器要放置平稳；电风扇使用一触即停的；暖气管、暖气片周围要用护栏隔离；煤气灶的旋钮要设置防护罩。

f. 各类常用物品。及时收纳细小的物件，避免婴幼儿把它们直接放在嘴里；各种刀剪、打火机、火柴收纳到婴幼儿够不到的抽屉里；各类化妆品放置到婴幼儿拿不到的地方；各类消毒液、洗涤剂、皂粉、杀虫剂等化学制品要放入专用的橱柜，并加锁，严禁使用装饮料的旧瓶灌装上述制剂。设立专用药箱并放在婴幼儿取不到的位置，严禁在儿童活动场所或卧室中放药品。

g. 外出坐车。随着家用汽车增加，车祸也大幅增加。父母以为，把孩子抱在怀里是最安全的，可是当遭遇车祸时，强大的冲击力会使父母无法抱紧孩子，双手不自觉松开。据估计，每小时50 km的车速，突然碰撞会给5 kg的婴幼儿至少150 kg集中前冲的力量，这时，几乎没有人能够抱住孩子。因此使用专业儿童汽车安全座椅非常重要。另经统计，70%以上的车祸来自侧撞，因此头部、肩部的保护非常重要，需要选用超强减震材料，才能吸收冲击力并及时平均分散到整个材料上。因此外出坐车，选用儿童安全坐垫或座椅，事故中孩子的死亡率降低70%。同时，还要注意，使用正确装置固定儿童安全座椅或坐垫，即使短途旅行也不能例外；系紧儿童安全座椅上的安全带，如果衣服过多，就脱掉外衣，切勿让婴幼儿在未系安全带的情况下乘车；切勿让婴幼儿坐在配有安全气囊的座位上；切勿让身高未及140 cm的孩子使用标准安全带，如若使用，必须配合使用支撑坐垫，并且仅当孩子的身体过大而不适于儿童安全座椅时才可使用。

⑤主动学习，自我培训，积累工作经验

有经验的早教师，常常在婴幼儿睡觉前检查他们的口腔，保证婴幼儿已经把食物全部嚼碎并已经吞下；婴幼儿睡觉的时候，也要随时查看，注意观察婴幼儿的脸色，防止窒息等意外发生。这点对6个月以下的婴儿尤其重要，这个月龄的婴儿容易因头面部被被子覆盖而导致"蒙被综合征"。这种综合征严重时可以导致婴儿缺氧，甚至死亡。当婴幼儿逐渐长大，也需要在睡觉时检查。为了防止窒息，还要选用适宜的床上用品。

另外，在照料婴幼儿时还应注意：不能直接把热水袋放置在婴幼儿身上，不能接触到婴幼儿的皮肤，避免烫伤；给婴幼儿洗头、洗脸和洗澡时先放冷水、再放热水并用手肘试温。当幼儿上下楼梯时，早教师和婴幼儿所处的位置有所不同：幼儿上楼时，早教师应在后面保护，如图2-8所示；而下楼时，早教师要在前面保护。但是从绝对位置看，早教师要在婴幼儿的下方，这样一旦发生滑倒，早教师容易看到并能及时采取保护措施，如图2-9所示。

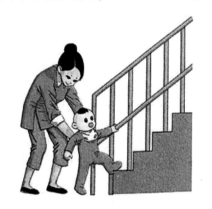 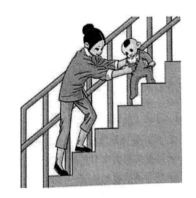

图2-8　上楼保护　　　　　　　　图2-9　下楼保护

婴幼儿除了在家庭中生活，还有大量时间在公众场所，如居住所在地的绿地、户外活动的公园、动物园、儿童游乐场、购物的商场或超市、就餐的饭店等。这些场所的设施设备并不单独为婴幼儿提供，早教师要注意避开不安全的区域，比如婴幼儿在没有成年人看护下进入旋转门，容易把手伸进门缝，可能被夹伤；如有人用力推门，门后的婴幼儿可能因此跌倒或卡住；人行自动滚梯、电梯、亲水平台、池塘等都可能造成意外伤害事故。

在人多拥挤的公共场合，如商场、步行街、公园等地，不要让婴幼儿离开养育员的视线，人多时拉住婴幼儿的手，或直接抱住婴幼儿，尤其需要注意防止婴幼儿走失、挤伤。在游乐场游戏时，注意避免和其他孩子发生冲撞；玩滑滑梯时，让婴幼儿脚朝下往下滑、站在上面不推人、滑到梯下立即起身或由早教师直接把孩子抱开，避免被后面滑下的孩子撞倒、撞伤。

【案例】小妞，女，14个月。春节前，父母考虑到超市购物的人太多，也怕孩子走路跟不上，因此直接把孩子放在购物车里。不想孩子一只手把住购物车的边框，坐在车里东张西望时，同样一辆交会的购物车推过，小妞的手指被两车夹住，痛得小妞放声大哭。

外出坐飞机时，起飞和降落时要注意保护好婴幼儿的耳膜。由于婴幼儿的耳膜比较薄，能承受的压力也要小得多，容易发生航空性中耳炎。在起飞或下降时可以让他们吃点零食，让他们充分地做吞咽动作。这时哭闹有利于咽鼓管开启，因此不要阻止他们哭闹。

⑥利用各种机会和途径，通过示范、引导和制止，对婴幼儿进行安全教育

通过情景类推与直觉体验，让婴幼儿从小了解生活中的潜在危险及其避免方法。告诉婴幼儿什么东西会伤害人，比如热水会烫伤，可以稍微放一些热水出来，让他看到热的水汽，等稍微凉一些，用手触摸一下，直接感受热水烫的感觉。让他们把自己曾经的痛苦记忆类推到其他情景中，以此提醒他们最好不要触碰水龙头、热水瓶。如有必要，有些情况下必须实行强制性的办法，比如不能把塑料袋套在头上；外出坐公交车或地铁时，不随意在车厢里走动或奔跑；切勿让婴幼儿的头、手伸出窗口；坐轿车时一定要使用儿童安全座椅等；不能让婴幼儿独自留在家中；外出时必须听从成年人的指令，有些地方禁止游戏等。

（2）现场处理与急救的要点

早教师应努力学习急救技能。意外不可避免，因此如能在事故发生后进行急救，就能将事故的伤害减到最低。发生事故后，早教师需要保持冷静，采用专业的现场处置技能，尽可能使得伤害降到最低程度。

①仔细观察婴幼儿的全身情况，询问事故发生的情况和婴幼儿的主观感受，判断受伤的部位和程度。尝试使用掌握的急救技能进行现场处理。比如，从高处坠落的婴幼儿容易造成颅骨损伤，这是由于婴幼儿头部所占身体比重较成年人大，坠落时身体重心移向头部，因此常常是头部最先落地。又由于下落时双手本能反应会伸展以减缓向下的冲击，因此婴幼儿坠落时头部和上肢容易受伤。有时还需要现场急救处理，如进行人工呼吸、心脏按压，对骨折处进行固定，对出血多的设法止血。

②及时通知雇主家长，不隐瞒情况以免造成病情延误。

③尽早送医院检查。

婴幼儿跌跤后，如有剧烈疼痛、局部明显肿胀、活动障碍，可能有骨折；如神志不清、喷射性呕吐、头痛、双侧瞳孔大小不一等，可能有脑损伤。为谨慎起见，应送医检查。有些头部着地的跌伤，可发生慢性脑膜下血肿，脑损伤的症状要在数天后才出现，需要特别注意。

烫伤分为三度，一度最轻，皮肤出现红斑；二度较重，出现水泡；三度最重，特征是焦痂。二度以上和面积较大的烫伤，都需要送医院治疗。送医过程中，除了照看好伤者，还要理清思路，准确向医生说明情况。

❤ 思考与练习

1. 婴幼儿发生骨折时，应注意哪些方面的护理？

2. 家用化学品的管理要注意哪些方面？

3. 避免铅中毒的方法有哪些？

4. 铅污染的危害有哪些？

5. 简述烧烫伤的家庭急救。

第二模块　婴幼儿常见疾病的应急处理与预防

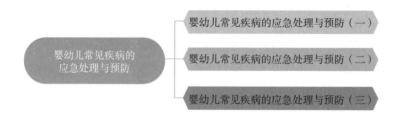

婴幼儿常见疾病的
应急处理与预防
- 婴幼儿常见疾病的应急处理与预防（一）
- 婴幼儿常见疾病的应急处理与预防（二）
- 婴幼儿常见疾病的应急处理与预防（三）

　　婴幼儿阶段是人生发育迅速但也是抵抗力薄弱的阶段，因此早教师在照料0~3岁婴幼儿过程中不可避免地会遇到婴幼儿出现病痛的情况，疾病对婴幼儿来说，轻则影响健康，重则危及生命，有些疾病还带有后遗症，给婴幼儿身心留下不良影响，因此，及早发现问题、及时救治是非常重要的。本模块以预防和保健为主要出发点，提高早教师对常见疾病的基础护理以及预防水平。

单元三　婴幼儿常见疾病的应急处理与预防（一）

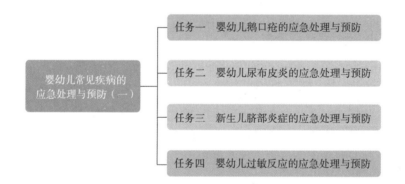

婴幼儿常见疾病的
应急处理与预防（一）
- 任务一　婴幼儿鹅口疮的应急处理与预防
- 任务二　婴幼儿尿布皮炎的应急处理与预防
- 任务三　新生儿脐部炎症的应急处理与预防
- 任务四　婴幼儿过敏反应的应急处理与预防

　　学习并掌握婴幼儿皮肤及黏膜的解剖、生理特点，掌握婴幼儿鹅口疮、尿布皮炎、脐部炎症、过敏反应的发病原因及症状，掌握婴幼儿皮肤及黏膜的护理要点，能完成婴幼儿鹅口疮、尿布皮炎、脐部炎症、过敏反应等急症的应急处理与预防，等。

学习目标

知识目标
1. 熟悉婴幼儿皮肤及黏膜的解剖、生理特点；
2. 掌握婴幼儿鹅口疮发病原因及症状；
2. 了解婴幼儿尿布皮炎发病原因及症状；
3. 了解婴幼儿脐部炎症发病原因及症状；
4. 了解婴幼儿过敏反应发病原因及症状。

能力目标

1. 掌握婴幼儿皮肤及黏膜的护理要点；
2. 能完成新生儿脐部炎症的应急处理；
3. 能完成婴幼儿过敏反应的应急处理；
4. 能完成婴幼儿鼻出血的应急处理。

情感目标

热爱保育事业。

任务一　婴幼儿鹅口疮的应急处理与预防

任务描述

婴幼儿时期，有的小儿口腔中出现白色膜状或点状物，这是一种口腔黏膜霉菌病，俗称小儿鹅口疮。小儿鹅口疮多累及全部口腔的唇、舌、牙根及口腔黏膜，年龄愈小愈容易发病。

任务分析

婴幼儿皮肤、黏膜的护理

1. 概述

（1）婴幼儿皮肤的解剖、生理特点

婴幼儿皮肤角质层比较薄，若有意外伤害易引起破损而发生感染，因此应做好皮肤护理。

（2）婴幼儿口腔黏膜的生理特点

足月新生儿出生时已具有较好的吸吮、吞咽功能，双颊部脂肪垫发育良好有助于吸吮。新生儿及婴幼儿口腔黏膜柔嫩、干燥，血管丰富，易受损伤和局部感染。新生儿唾液腺发育不完善，3~4个月时唾液分泌逐渐增多，5~6个月时明显增多，而婴幼儿口腔浅，又不能及时吞咽所分泌的唾液，常出现生理性流涎。3个月以下婴幼儿唾液中淀粉酶不足，故不宜喂淀粉类食物。

2. 婴幼儿皮肤护理的要点

（1）新生儿出生后用纱布蘸温水将头皮、耳后面、颈、腋下及其他皮肤皱褶处的血渍和胎脂拭去。24小时后去除脐带夹，体温稳定后即可沐浴。每日沐浴1次，沐浴时室温应提高到27 ℃~28 ℃，水温保持在38 ℃~40 ℃，洗净后用柔软毛巾轻轻拭干，并涂抹少许爽身粉。

（2）要勤换尿布，每次大便后用温开水冲洗臀部、拭干，涂护臀霜或消毒植物油，以防尿布皮炎。

（3）新生儿衣服应柔软，棉布缝制，宽松舒适，易穿易脱；尿布清洁、柔软、吸水、透气，以避免皮肤擦伤。

（4）口腔黏膜不宜擦洗，喂乳后宜喂适量温开水，以保持口腔清洁。为预防新生儿从母亲产道获得淋球菌和衣原体等眼部感染，可按医嘱滴眼药。

（5）脐部护理：脐部应保持清洁干燥，若无渗血，不宜随意解开包扎，敷料一旦被尿液污染应及时更换。脐带残端脱落后，脐窝有渗出物，可涂抹75%乙醇保持干燥；有脓性分泌物，先用3%双氧水溶液清洗，然后涂2%碘酊。

（6）加强日常观察，每日应注意观察新生儿的精神、哭声、面色、皮肤、体温、吸乳、大小便及睡眠等情况，如有异常应及时处理。

鹅口疮患儿的应急处理与预防

一、知识要求

1. 鹅口疮发生的原因

（1）母亲阴道有霉菌感染，婴儿出生时通过产道，接触母体的分泌物而感染。

（2）奶瓶奶嘴消毒不彻底，母乳喂养时，母亲的奶头不清洁。

（3）接触感染念珠菌的食物、衣物和玩具等。

（4）长期服用抗菌素或不适当应用激素治疗，造成体内菌群失调，真菌乘虚而入并大量繁殖，引起鹅口疮。

2. 鹅口疮的症状（如图 3-1 所示）

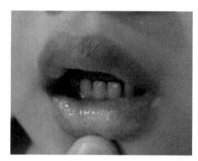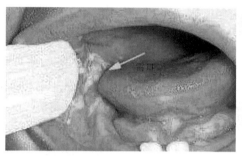

图 3-1　鹅口疮症状

（1）口腔黏膜出现乳白色微高起斑膜，周围无炎症反应，似奶块状，无痛，强行擦去其下方有不出血的红色创面。

（2）好发于唇、颊、舌、软腭的黏膜，白色的斑块不易用棉棒或湿纱布擦掉。

（3）在感染轻微时除非仔细检查口腔，否则不易发现，也没有明显痛感或仅有进食时痛苦表情。严重时宝宝会因疼痛而烦躁不安、拒绝进食等，有时会伴有轻度发热。

（4）受损的黏膜治疗不及时可不断扩大蔓延到咽部、扁桃体、牙龈等，更为严重时病变可蔓延至食道、支气管，引起念珠菌性食道炎或肺念珠菌病，出现呼吸、吞咽困难。甚至可继发其他细菌感染，造成败血症。

3. 鹅口疮护理预防的要点（如图 3-2 所示）

（1）母亲哺乳前要做到洗手及清洁乳头。

（2）乳具、食具应专用，做到使用后及时消毒，鹅口疮患儿使用过的乳瓶及乳头，应放于 5% 碳酸氢钠溶液中浸泡 30 min 后用清水冲净，然后再煮沸消毒，乳液要现配现用。

（3）给婴幼儿擦嘴的小毛巾也应煮沸消毒、阳光下晒干后使用。

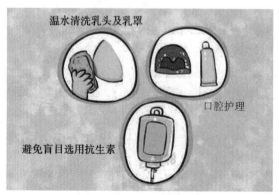

图 3-2　鹅口疮护理预防

二、技能要求

1. 操作准备

（1）环境与个人准备

保持室温 24 ℃～26 ℃，湿度 55%～65%。做好个人准备，如头发束起，修剪指甲，去除首饰、手表，并洗手。

（2）用物准备

婴幼儿模型、棉签、小毛巾、面盆内盛有温水、2%苏打水溶液、1%龙胆紫、1 片制霉菌素片、10 毫升冷开水、污物桶。

2. 操作方法（如图 3-3 所示）

（1）用少许 2%苏打水溶液清洗口腔后，再用棉签蘸 1%龙胆紫涂在口腔中，每天 1～2 次。

（2）用制霉菌素片 1 片（每片 50 万单位）溶于 10 mL 冷开水中，然后涂抹口腔，每天 3～4 次。一般 2～3 天鹅口疮即可好转或痊愈。如仍未见好转，就应到医院儿科诊治。

（3）使用制霉菌素混合液口服或涂抹口腔是鹅口疮的最佳治疗方法。涂抹的办法：用制霉菌素药片 50 万单位（1 片）碾成细末，平均分成 4 份，每次用 1 份，直接撒入患儿的口腔内，不喂水，让宝宝自己用舌头搅拌，使药物与口腔黏膜充分地接触。也可每片用 10 mL 温开水化开涂抹口腔，切忌用凉水或开水。每日涂抹 2 次，用药至少 7 天，或致白色斑块消失后，还应坚持再用药 1～2 周，以防小儿鹅口疮复发。

（4）在没有制霉菌素片的条件下，也可使用 2%～4%碳酸氢钠（小苏打）溶液，在哺乳前后清洁患儿的口腔，使口腔成为碱性环境，阻止白色念珠菌的生长和繁殖。一般情况下，连续使用 2～3 天小儿鹅口疮即可消失，但仍需继续用药数日，以防小儿鹅口疮复发。同时也应用小苏打溶液清洗乳头，以免重复感染。

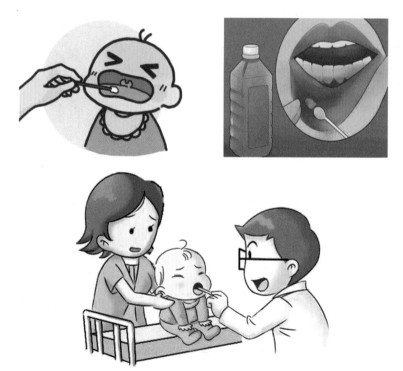

图 3-3　鹅口疮的治疗

3. 注意事项

（1）小孩子得了鹅口疮时，一定要及时去医院进行治疗，避免因治疗的延误而导致病情加重，甚至是导致小孩子出现营养不良，吃饭不香等问题。如果病情较轻，可以用弱碱性溶液对患儿进行适当的清洗，或涂擦制霉菌素混合剂。

（2）发病和治疗期间，要注意做好婴幼儿的隔离工作，避免疾病的传播和扩散。注意饮食调节，要多给婴幼儿吃一些富含维生素 B$_2$ 或者是维生素 C 的食物，比如菠菜等青菜或者是其他的水果，加强其身体对疾病的抵抗能力。

任务二　婴幼儿尿布皮炎的应急处理与预防

任务描述

婴幼儿尿布皮炎是一种高发疾病，这种病症对于婴幼儿的皮肤损害是很大的，所以需要及早预防并进行及时处理。

任务分析

婴幼儿尿布皮炎的护理

一、知识要求

1. 概述

（1）尿布皮炎的概念

由于婴幼儿臀部皮肤长期受尿液、粪便以及漂洗不净的湿尿布刺激、摩擦或局部湿热（使用塑料膜、橡皮布）等，引起皮肤潮红、溃破，甚至糜烂及表皮剥脱等，称尿布皮炎。

（2）尿布皮炎发生的原因

尿布皮炎可由粪便潮湿污染、细菌及霉菌感染等引起。

（3）尿布皮炎的症状（如图3-4所示）

①粪便引起的尿布疹，皮肤像烧坏那样会出现一整片红的现象。

②霉菌引起的尿布疹是先有皮肤整片发红的症状，然后再出现稀疏的红点，似皮疹样。

③细菌引起的尿布疹，皮肤红、破损，有细小的溃疡。

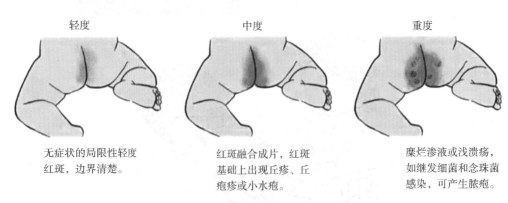

轻度　　　　　　　　　　　中度　　　　　　　　　　　重度

无症状的局限性轻度　　　红斑融合成片，红斑　　　糜烂渗液或浅溃疡，
红斑，边界清楚。　　　　基础上出现丘疹、丘　　　如继发细菌和念珠菌
　　　　　　　　　　　　疱疹或小水疱。　　　　　感染，可产生脓疱。

图3-4　尿布皮炎的症状

2. 尿布皮炎的护理

（1）尿布皮炎预防的要点

平时要勤换尿布，保持臀部皮肤清洁、干燥。每次便后要清洗臀部，然后涂鞣酸软膏或消毒植物油，以保护皮肤。切忌用塑料布直接包裹婴幼儿臀部，更换尿布时，尿布不宜包裹得过紧。

（2）轻度尿布皮炎的护理

①一般护理法，如图 3-5 所示：

应及时更换污湿尿布，保持婴幼儿臀部皮肤的清洁、干燥。每次大便后应用温水洗净臀部，并用小毛巾吸干，然后涂鞣酸软膏，以保护皮肤。

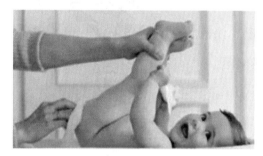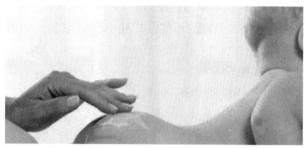

图 3-5　尿布皮炎一般护理法

②暴露法，如图 3-6 所示：

在气温或室温条件允许时，可仅垫尿布于臀下，使婴幼儿的臀部暴露于空气或阳光下，每次 10~20 min。

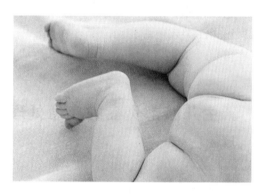

图 3-6　尿布皮炎暴露法

（3）重度尿布皮炎的护理

若婴幼儿患重度尿布皮炎则应立即送婴幼儿去医院就诊，并按医嘱给予相应护理。

二、尿布皮炎护理的技能要求

1. 操作准备

（1）环境与个人准备

保持室温 24 ℃~26 ℃，湿度 55%~65%。做好个人准备，如头发束起，修剪指甲，去除首饰、手表，并洗手。

（2）用物准备

婴幼儿模型、棉签、小毛巾、面盆内盛有温水、纸巾、尿布、衣裤、鞣酸软膏、抗生素软膏、抗霉菌软膏、污物桶。

2. 操作步骤

（1）安抚情绪

用玩具逗引婴幼儿，使其保持情绪愉快。

（2）暴露臀部

轻轻掀开婴幼儿下半身解开污湿尿布，将洁净尿布端垫于臀下，暴露臀部，如图 3-7 所示。

（3）清洗臀部

怀抱婴幼儿，用小毛巾放入预置温水的面盆内浸湿后，再略挤水于臀部进行清洗，然后用略拧干的小毛巾轻轻吸干臀部水分。

（4）涂药（按不同程度涂药）

将蘸有油类或药膏的棉签在皮肤上轻轻滚动，均匀涂药，涂药面积应大于臀红的部位。

（5）更换尿布

给婴幼儿更换干净尿布。

（6）整理

将污湿尿布卷折后放入尿布桶内。拉平衣服。整理好用物。洗手，必要时做好记录。

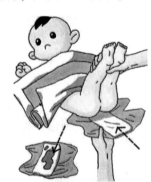

图 3-7　将洁净尿布端垫于臀下

3. 注意事项

（1）臀部皮肤溃烂时禁用肥皂水，清洗时避免用小毛巾直接擦洗。涂抹油类或药膏时，应将棉签在皮肤上轻轻滚动，不可上下涂擦，以免加剧疼痛，导致脱皮。

（2）臀部暴露时应注意保暖，避免受凉。

（3）应根据臀部皮肤受损程度选择油类或药膏。

（4）保持臀部清洁干燥，重度臀红的婴幼儿所用尿布应煮沸、用消毒液浸泡或在阳光下暴晒，以消灭细菌。

任务三　新生儿脐部炎症的应急处理与预防

任务描述

脐带是连接母亲和婴儿的纽带，是胎儿生命的桥梁。新生儿出生后，脐带被结扎剪断、逐渐脱落，形成脐窝，即通常所说的"肚脐眼"。新生儿脐带的直径约1厘米，剪断后对新生儿来说是一个很大的伤口，如护理不当，将成为病原菌侵入机体的重要途径，引起新生儿破伤风、新生儿败血症等疾病，因此必须做好新生儿脐部的预防护理。

任务分析

新生儿脐部护理

一、知识要求

1. 概述

（1）新生儿的概念

新生儿是指从出生到生后28天内的婴儿。新生儿分类如下。

①根据胎龄分类

a. 足月儿，指胎龄满 37 周至未满 42 足周者。

b. 早产儿，指胎龄满 26 周至未满 37 周者。

c. 过期产儿，指胎龄满 42 周以上者。

②根据体重分类

a. 低出生体重儿，指初生 1 小时内，体重不足 2 500 g 者，不论是否足月或过期，其中大多数为早产儿和小于胎龄儿；凡体重不足 1 500 g 者又称极低体重儿，不足 1 000 g 者称超低出生体重儿。

b. 正常体重儿，指体重为 2 500~4 000 g 者。

c. 巨大儿，指出生体重超过 4 000 g 者，包括正常者和有疾病者。

③根据体重和胎龄的关系分类

a. 小于胎龄儿，指出生体重在同胎龄平均体重第 10 百分位数以下的婴幼儿，我国将胎龄已足月，但体重在 2 500 g 以下的婴幼儿称足月小样儿，是小于胎龄儿中最常见的一种。

b. 适于胎龄儿，指出生体重在同胎龄平均体重第 10~90 百分位数者。

c. 大于胎龄儿，指出生体重在同胎龄平均体重第 90 百分位数以上的婴幼儿。

（2）新生儿的生理特点

①呼吸

胎儿在胎内呼吸处于抑制状态，出生后才有自主呼吸。新生儿呼吸每分钟约 40~45 次。

②心率

新生儿心率每分钟 120~140 次。

③泌尿

新生儿肾脏仅能应付正常的代谢负担，出生后不久即能排尿，少数在 24 小时以后排尿，也与喂奶早晚有关。出生 1 周后，婴儿每天排尿可达 20 余次。

④血液

新生儿的血红蛋白和红细胞较高。

⑤消化与喂养

新生儿消化道面积相对较大，肌层薄，能适应大量流质食物。足月儿在出生时就有较完善的吞咽功能，但因消化道括约肌不紧闭，故易发生溢奶，也使流质食物很快流入直肠。消化酶分泌少，到 4 个月时才有唾液淀粉酶和胰淀粉酶的分泌。故过早喂淀粉饮食不能消化。胎粪在出生后 12 小时排出，为墨绿色，喂乳后转为含乳块的金黄色；若 24 小时不排胎粪，要警惕是否存在消化道畸形，须送医院检查。

⑥神经系统

新生儿主要反射有觅食反射、吸吮反射、吞咽反射、拥抱反射、瞳孔对光反射、膝跳反射等。

⑦能量代谢和水、电解质平衡

由于胎儿出生时肝糖原储备少，仅能维持 12 小时，故若无特殊情况，可及早开奶，否则会出现低血糖。新生儿体内水分占体重的 65%~75% 或更高。

⑧酶系统

新生儿肝内葡萄糖醛酸转移酶活力不足，易发生高胆红素血症。对氯霉素和磺胺药代谢能力低，故忌用此类药物。

⑨免疫

新生儿和最初数月的婴幼儿拥有从母体带来的 IgG（免疫球蛋白 G），对多种传染病有免疫力，一般能维持 4~6 个月；而 IgM（免疫球蛋白 M）相对较低，所以对革兰氏阴性细菌和霉菌缺乏免疫力，易患感染性疾病。

（3）新生儿特殊生理状态

①生理性体重下降

新生儿出生数日内，由于摄入少，水分丢失多，胎粪排出，会出现体重下降的情况，但一般不会超过 10%，生后 10 日左右恢复到出生时的体重。

②生理性黄疸

新生儿出生后 2~3 日会出现黄疸，表现为全身皮肤黄染，4~5 日达到高峰，7~14 日自然消退，早产儿可延迟至 3~4 周。在此期间，婴幼儿一般情况，如体温、体重、食欲及大小便均正常。

③乳腺肿大

乳腺肿大在男、女足月新生儿身上均可发生，多在生后 3~5 日出现，如蚕豆或鸽蛋大小，是因为孕妇体内的孕酮和催乳素经胎盘至胎儿体内，新生儿出生后母体雌激素影响中断所致，多于 2~3 周后消退，无须处理，若强行挤压易致感染。

④假月经

部分女婴在生后 1 周内可见阴道流出少量血液，持续 1~3 日自止，这是由于母亲妊娠后期雌激素进入胎儿体内，新生儿出生后突然中断所致，不必处理。

⑤口腔内改变

新生儿上腭中线两侧及齿龈上常有微凸的淡黄色点状物，分别俗称"上皮珠"和"马牙"。这是正常上皮细胞堆积或黏膜分泌物积聚所致，数周后会自然消退。不可刮擦或挑破，以免感染。

2. 新生儿脐部炎症的护理

（1）脐部炎症发生的原因

脐带一般在 3~7 天内脱落结痂。正常情况下脐窝内皮肤呈皱褶且干燥、清洁。若脐带夹松动，或脐部未干燥前沐浴、尿布潮湿、粪便污染等，可出现渗出造成感染。

（2）脐部炎症的临床特点，如图 3-8 所示：

脐部渗水时包裹脐带的纱布会有潮湿现象，甚至可能有异常气味，因而发生炎症。

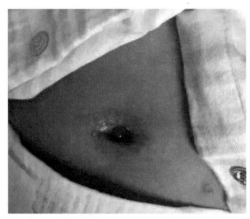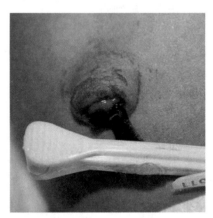

图 3-8 脐部炎症症状

3. 新生儿预防脐部感染的措施

（1）检查包扎的纱布

在新生儿脐带未脱落前应注意检查包扎，观察包裹脐带的纱布有无渗液、渗血，有无异常气味。有渗出液时易发生感染，须重新结扎或包扎，无渗出者不宜随意解开包扎，以免污染。

（2）保持脐部干燥

新生儿脐带脱落之前，如果要给孩子洗澡，也尽量不要直接放在水盆中，最好采用擦浴的方式，因为一旦脐带浸湿，就会延长脱落的时间，容易造成感染。

（3）挑选柔软的衣裤

要想减少新生儿脐炎的出现概率，选择质地柔软的衣裤，可有效减少局部摩擦。

（4）谨慎使用爽身粉

新生儿洗澡后，不少家长都会使用爽身粉，但是应注意不要落到脐部，以免长期刺激形成慢性脐炎。

（5）谨慎使用龙胆紫

有些人可能会使用龙胆紫，但这种方法是错误的，会影响伤口愈合，且增加感染的机会。龙胆紫只能够达到干燥表面的效果，并不具有预防的作用。

（6）使用尿布时间不应该过长

要想减少新生儿脐炎的出现，首先应该避免尿湿后污染伤口。在有条件的情况下，可用消毒敷料覆盖保护脐部。同时可以75%酒精擦试脐部，每天大概涂抹4～6次，能够有效促进脐带的干燥脱落。

（7）发现分泌物及时消毒

脐带脱落后，如果发现依然会有分泌物，可每天用棉签沾75%酒精轻拭脐带根部，每天涂抹2～3次。如果发现脐部出现红肿，又或者是出现明显脓性分泌物等现象，这说明已经感染新生儿脐炎，应及时就诊，以免发生并发症。

二、新生儿脐部炎症应急处理的技能要求

1. 操作准备

（1）环境与个人准备

保持室温22 ℃～24 ℃，湿度55%～65%。做好个人准备，如头发束起，修剪指甲，去除首饰、手表，并洗手。

（2）用物准备

婴幼儿模型、75%酒精、棉签、无菌纱布、绷带、污物桶。

2. 操作步骤

（1）安抚情绪

用玩具逗引婴幼儿，使其保持情绪愉快。

（2）观察脐部伤口

在保持室内温度的情况下，早教师清洁双手，打开包扎，观察婴幼儿脐部有无渗水、有无感染，并用鼻子闻有无异味。

（3）酒精消毒，如图3-9所示

有渗液者，将婴幼儿的衣服下端反折，暴露脐部，用棉签沾75%酒精由里向外涂抹2～3次，并保持干燥。

（4）涂抹碘酒，如图3-10所示

脐带脱落后，如果发现依然会有分泌物，可用碘酒涂在脐窝处，每天涂抹1～2次。如果发现脐部出现红肿，又或者是出现明显脓性分泌物等现象，这说明已经感染新生儿脐炎，应及时就诊，以免发生并发症。

（5）整理

整理用物。

（6）洗手，记录

必要时做好记录。

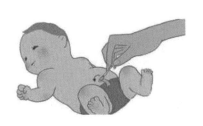

图 3-9　乙醇消毒

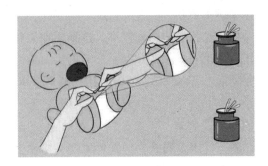

图 3-10　涂抹碘酒

3. 注意事项

要加强观察婴幼儿的脐部是否干燥、清洁。更换尿布时，尿布不要覆盖在脐部；护理中若发现脐部有脓性分泌物或有渗血，应及时送医院就诊。

任务四　婴幼儿过敏反应的应急处理与预防

任务描述

现代医学认为，当宝宝免疫系统对来自空气、水源、接触物或食物中的一些物质出现过度反应时，就可认为宝宝出现了过敏。轻微过敏，多表现为皮肤瘙痒、红斑、荨麻疹、特异性皮炎（湿疹）等。当过敏进一步影响呼吸道、消化道时，多表现为鼻炎、咳嗽、哮喘，或者是腹痛、腹泻、呕吐、排血便、便秘等。

任务分析

婴幼儿过敏反应应急处理与预防

一、知识要求

1. 过敏反应的概念

过敏反应是人体免疫系统对外来物质的异常反应，是幼儿常见的急症。那些被机体免疫系统识别为有害物质而引发过敏反应的物质称为过敏原。当人体在吸收、吸入或接触过敏原时，人体内在的防御机制就会启动，从而引发皮肤出疹、发痒、黏膜肿胀、腹泻或其他症状。常见的过敏原有霉菌、尘螨、动物皮屑或毛发、花粉、食物、药物、清洁剂、化妆品以及其他化学物质。

正常情况下，当外来物质进入人体后如果被机体识别为无害，那么这些物质将被机体吸收、利用或被自然排泄出去；而当外来物质被机体识别为有害时，机体的免疫系统将会立即做出反应，产生抗体及其他化学物质以将其驱除或消灭。这就是人体的免疫应答发挥的保护作用。但是，如果免疫系统的反应超过了正常范围或者反应过度时，即免疫系统对无害物质进行攻击时，过度的抗体分泌会与其他反应过程相互作用而产生过敏症状。

2. 过敏反应症状，如图 3-11 所示

（1）轻度过敏反应症状

过敏反应可以发生在人体的不同脏器、不同部位，产生不同的症状。其中，单一性的皮疹瘙痒是过敏反应最为常见的症状类型。通常婴幼儿过敏反应在接触过敏原数分钟至数小时后出现，早教师可以参考身体不同部位的症状与体征来初步地识别婴幼儿是否发生了过敏。

①眼睛：流眼泪、发痒，眼睛周围的皮肤肿胀；

②皮肤：有刺痛感、发红、水肿、瘙痒、红斑、皮疹、风团；

③呼吸系统：喘息、频繁打喷嚏或流鼻涕、咳嗽、胸闷、呼吸困难或声音嘶哑；

④消化系统：呕吐、恶心、腹痛、腹泻、便秘、大便带黏液及血液；

⑤循环系统：严重的过敏反应常会引起心动过速、脉搏细速、低血压、休克等循环功能异常，部分患儿会出现脑部供血不足，引起意识障碍；

⑥整个机体：眩晕、唇周青紫、夜间哭闹不安等。

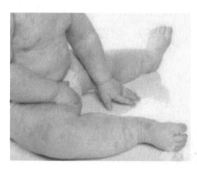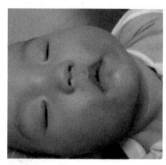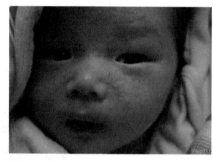

图 3-11　过敏反应表现出的不同症状

（2）急性过敏反应症状

由于过敏原接触程度和个人身体的敏感度不同，患儿过敏反应的表现形式差异很大。通常，过敏症状表现越明显，影响范围越大，表明过敏越严重。如果患者暴露于已知的或可能的过敏原环境下数分钟或数小时内急性起病，并有以下一种或多种表现，则可高度怀疑为严重的急性过敏反应：

①呼吸困难，呼吸伴有喘鸣声；

②唇或舌头肿胀、咽喉水肿、支气管痉挛；

③脸色苍白、心跳加速、脉搏微弱；

④皮肤出现大面积皮疹、风团、瘙痒；

⑤意识模糊、视力模糊。

早教师需要特别留意有过敏史的婴幼儿，如果发现婴幼儿出现以上体征应及时联系家长送医处理。此外，皮肤过敏症状容易和一些皮疹类疾病症状相混淆，早教师应留意幼儿出现此症状之前是否接触过某些致敏食物或药物等过敏原，以便及时进行有效辨别。

3. 过敏的原因，如图 3-12 所示

婴幼儿过敏的原因较为复杂，既与其独特的生理特点有关，也与外在的各种因素有关。例如，研究表明，幼儿过敏的发生与遗传、母亲孕期服用药物和污染物接触、母亲分娩方式，以及出生后的喂养方式等因素均有一定的相关性。

（1）遗传因素。遗传因素是导致婴幼儿过敏的基础因素。如果孩子的父母或兄弟姐妹中有过敏史，那么这个孩子发生过敏的风险也就会相对增加。研究表明，如果父母一方有过敏史，孩子发生过敏的风险约为 20%～40%；如果父母双方均有过敏史，那么孩子发生过敏的风险最高可能达 80%。此外，有过敏史的母亲致婴幼儿过敏的概率要远大于父亲。

（2）生理因素。生理因素也是婴幼儿容易出现过敏反应的重要原因之一。由于婴幼儿免疫系统发育和胃肠道功能不健全，其肠道黏膜容易受到破坏，上皮细胞脱落增加，导致细胞间隔增大，对大分子物质的通透性增高，使得婴幼儿容易受到食入性过敏原的侵扰。不过，随着年龄的增长，婴幼儿对食物的过敏反应有下降趋势。

（3）环境因素。环境因素对婴幼儿过敏的发生有着重要影响，且这种影响从胎儿期到出生后一直都存在。在胎儿期，孕妇暴露于吸烟、工农业有机污染物等环境后会增加胎儿出现过敏反应的概率。在出生后阶段，由于现代家庭人口小型化，交叉感染的概率减少，且孩子室内活动较多，室内清洁程度也有明显改善，因此使得孩子在早期缺乏与微生物的接触，这样反而可能会抑制孩子免疫系统的正常发育，使其对无害的刺激也会产生剧烈的反应，从而引发过敏。此外，由于婴幼儿所生活的环境日益受到各种化学物质的污染，他们接触各种致敏物质的机会大大增加，这也提高了孩子发生过敏反应的概率。

（4）其他因素。关于过敏的原因还可能存在其他因素，目前并没有被完全掌握。有研究表明，即使家族无过敏史，如果孩子是剖宫产儿，其过敏风险也可能增加约23%，而对有家族过敏史的剖宫产儿来说，其过敏风险可能更高。此外，各种抗生素的滥用、新物质在日常生活中的广泛使用等都可能引起过敏反应。

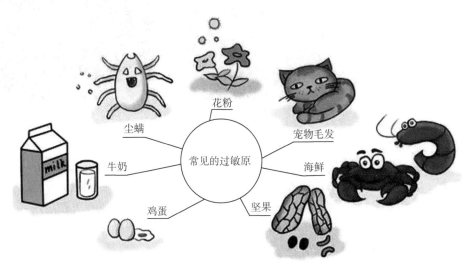

图 3-12 常见过敏原

4. 过敏的危害

流行病学调查结果表明，目前我国受过敏问题困扰的儿童比例超过40%，有过敏症状的超过12%，尤其是以0~2岁婴幼儿为主要群体。令人担忧的是，我国婴幼儿过敏性疾病的发病率呈逐年上升的趋势。世界卫生组织已将过敏性疾病列为21世纪最严重的公共卫生问题之一。

过敏反应对幼儿的健康有很多危害，严重地影响着幼儿正常的生长与发育。大多数情况下，普通的过敏反应多影响幼儿的呼吸道、消化道、皮肤等局部部位，如图3-13所示，并不会立即危及生命，但幼儿的情绪、饮食、睡眠、活动等都会受到不同程度的影响，其生活质量和生长发育过程受到干扰，严重的可引起营养不良。

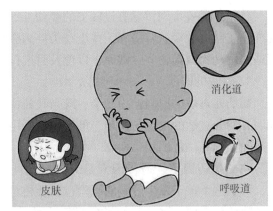

图 3-13 普通过敏反应的危害

然而，在极端情况下，过敏反应会涉及婴幼儿的几乎所有器官，并发展成为过敏性休克，如图3-14所示。过敏性休克是通过免疫机制在短时间内触发的一种以急性循环衰竭为主要表现的严重全身性过敏反应，多突然发生且程度严重，患儿可出现血压下降、极度呼吸困难、全身皮疹、意识模糊，甚至心跳停止等严重反应。如果没有得到及时抢救，患儿可能在几分钟内死亡。通常，曾经有严重过敏反应发作病史，以及食物过敏、药物过敏、严重哮喘等病史的患儿是出现过敏性休克的高风险人群。

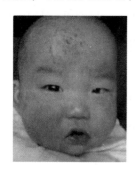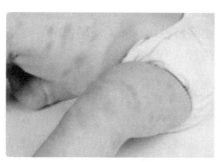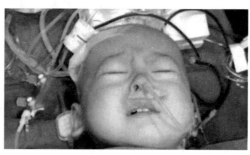

图 3-14　发生过敏性休克的孩子

由此，早教师应在婴幼儿入园前详细掌握所有幼儿的过敏病史，并及时与家长进行沟通，明确幼儿的过敏原和主要过敏反应症状，以便做好相关预防工作。此外，如果幼儿在园期间出现过敏反应，无论过敏反应的症状是否严重，早教师都应给予足够的重视。如果经过初步评估后发现幼儿可能发生了严重的过敏反应，早教师应立即拨打 120 急救电话或者即刻将幼儿送往医院治疗。

5. 婴幼儿过敏反应的预防

有的过敏反应可能会随着孩子免疫系统的逐渐成熟有所改善，也可能随着时间的推移不断减轻甚至消失，但这并非是一定的。有些孩子的过敏可能越发展越难治疗。因而，早教师和家长应及时了解婴幼儿过敏的发展转变，了解过敏的严重性，树立"预防为先"的理念，做到早预防和早治疗。

根据婴幼儿过敏的常见类型，在实际日常生活中可参考以下预防措施。

（1）食物过敏的预防

①对于那些父母双亲或单亲是食物过敏患者的高危婴幼儿，严格避免接触致敏食物是最好的预防措施。对于父母而言，预防婴幼儿食物过敏应做好以下几点：

a. 在孕期阶段，孕妇应注意避免接触致敏食物。

b. 应坚持母乳喂养 6 个月，甚至更长时间，且哺乳期内回避致敏食物。

c. 选择低过敏的配方食品或水解蛋白奶粉作为母乳的补充，不要过早喂食鸡蛋、牛奶等易致敏食物。

d. 成年人要及早对有食物过敏的孩子进行教育，引导孩子在外进餐时养成先了解食物的成分或阅读食物标签的习惯。

②对于托幼园所的早教师来说，预防幼儿在园期间的食物过敏应做好以下几点：

a. 早教师应在新生入园前调查有过敏病史的幼儿的情况（包括家族过敏史），并确保保健员、班级教师、保育员、营养员都了解该信息。

b. 如果已明确婴幼儿有过敏病史，应要求家长对幼儿潜在的过敏原提供书面记录，以及相应的处理说明。

c. 如果为婴幼儿提供的食物中有可致敏食物（如虾、花生、牛奶、芒果等），应避免对其过敏的孩子接触，并为孩子准备其他安全的替代食物。

d. 应禁止婴幼儿自带食物来园，避免其他幼儿接触致敏食物。

（2）药物过敏

如果明确婴幼儿有药物过敏史，早教师应询问家长幼儿具体过敏的药物类型或名称，并同家长一起引导幼儿熟记使自己过敏的药物名称。此外，早教师严禁随意给幼儿喂服或外用各种药物，即便是非处方的外用药也应获得家长允许后方可使用。

（3）尘螨过敏

为预防尘螨过敏，托幼园所应定期将幼儿的床单、被套等用品清洗、消毒并暴晒，同时在园所内多开窗通风，保持室内清洁。此外，如果班级有尘螨过敏的幼儿，活动室中不要使用地毯、毛绒玩具或纺织品做装饰，室内的图书、空调滤网也要定期进行除尘清洁。

（4）花粉过敏

如果有对花粉过敏的婴幼儿，早教师除了做好室内清洁外，还应避免将鲜花放在室内做装饰，同时告诫婴幼儿避免靠近园所内有鲜花盛开的区域。在空气中花粉密度较高的季节，早教师还应在起风时注意适当关闭门窗。此外，在组织幼儿参加野外活动时，早教师还应引导幼儿避免接触花粉，并要求家长为幼儿准备口罩、护目镜等物品，以减少幼儿上呼吸道和眼睛受到花粉刺激的机会。

（5）昆虫叮咬过敏

对于昆虫叮咬引发的过敏反应，其预防措施主要是避免幼儿接触昆虫，减少其被叮咬的机会。例如，在夏秋季节，托幼园所应做好室内外定期除虫、蚊工作，并减少园所内地面的污渍残留，去除昆虫滋生环境。此外，在组织幼儿参加户外活动前，应建议家长为幼儿换穿长袖、长裤出行，也应避免穿颜色鲜艳或有鲜花图案的衣服，同时教育幼儿要远离蜜蜂、蚂蚁等昆虫的巢穴。

二、婴幼儿过敏反应应急处理的技能要求

1. 操作准备

（1）环境与个人准备

保持室温 22 ℃ ~ 24 ℃，湿度 55% ~ 65%。做好个人准备，如头发束起，修剪指甲，去除首饰、手表，并洗手。

（2）用物准备

幼儿心肺复苏器、一次性 CPR 面罩。

2. 操作步骤

（1）安抚情绪

用玩具逗引婴幼儿，使其保持情绪愉快。

（2）第一次评估现场

快速观察现场，检查可能引起过敏的原因（如食物、药物或其他接触物等），并让幼儿尽快远离可疑的过敏原。

（3）第二次评估

尽快进行生命体征评估和二次评估，了解幼儿出现过敏反应的部位和特征。

（4）根据评估结果，做出相应处理，如图 3-15 所示。

①评估结果：幼儿生命体征正常，仅出现局部的轻度过敏反应（如单一性皮疹）。应对措施：这说明幼儿暂时没有大碍，应避免让幼儿接触可能的过敏原，并将其送往保健室休息和观察；同时，尽快通知家长将幼儿送医处理。

②评估结果：幼儿出现全身性皮疹、呼吸困难、舌头或脸部肿大、意识模糊甚至丧失等严重过敏反应。应对措施：此时情况十分危急，你应立即联系 120 急救中心和幼儿家长。

a. 如果幼儿意识尚清醒，但出现呼吸困难体征，可让患儿呈坐位或侧卧位休息，如图 3-16 所示，安抚幼儿情绪，并密切观察其体征变化。

b. 如果幼儿意识开始模糊或已无意识，且已无自主呼吸，应立即为其实施心肺复苏术。

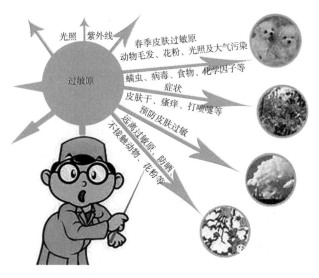

图 3-15　评估婴幼儿过敏情况

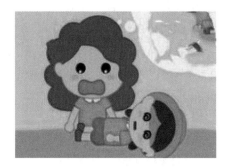

图 3-16　让患儿呈侧卧位休息

（5）整理

整理用物。

（6）洗手，记录

做好记录、归档。

3. 注意事项

（1）做好事后追踪，及时了解婴幼儿的健康状况，并与相关人员（如幼儿、家长、教师等）进行有效沟通。

（2）如果早教师已知道婴幼儿的过敏史，且婴幼儿带有抗过敏处方药物在身边，那么，在婴幼儿出现过敏症状时，早教师必须懂得何时和如何使用这些药物，并在征求医生的建议和征得法定监护人的同意后，才可以给婴幼儿使用该药物。

（3）如果无法辨别婴幼儿是出现了过敏还是传染性皮疹的时候，应以传染性疾病的方案来应对处理。

单元四　婴幼儿常见疾病的应急处理与预防（二）

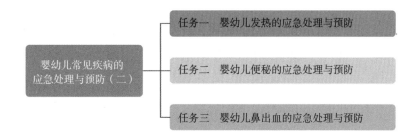

学习并掌握 0~3 岁婴幼儿体温调节的特点，掌握影响体温的各种因素，能识别体温计的种类，掌握婴幼儿用药的特点，掌握常见疾病护理原则，能够评估婴幼儿正常体温，能够为婴幼儿测量腋下体温和肛门体温，能够识别药物的种类，能进行液态和固态药物的备药，能给患病的婴幼儿喂药，能为患病婴幼儿滴眼、耳、鼻药，熟悉婴幼儿发热、便秘、鹅口疮等的应急处理与预防，等。

学习目标

知识目标

1. 掌握 0~3 岁婴幼儿体温调节的特点；

2. 掌握影响体温的各种因素；

3. 能识别体温计的种类；

4. 掌握婴幼儿用药的特点；

5. 掌握常见疾病护理的基本原则；

6. 了解婴幼儿发热的症状；

7. 掌握便秘发生的原因；

8. 根据婴幼儿的症状或体征，初步识别婴幼儿鼻出血。

能力目标

1. 能够评估婴幼儿正常体温；

2. 能够为 0~3 岁婴幼儿测量体温；

3. 能够识别药物的种类；

4. 能进行液态和固态药物的备药；

5. 能给患病的婴幼儿喂药；

6. 能为患病婴幼儿滴眼、耳、鼻药；

7. 熟悉常见疾病的基础护理；

8. 能进行物理降温（冰袋）的处理；

9. 能进行便秘的症状处理并能用开塞露为婴幼儿通便；

10. 能为鼻出血的婴幼儿实施应急处理。

情感目标

热爱保育事业。

任务一　婴幼儿发热的应急处理与预防

任务描述

　　本单元比较全面地阐述了婴幼儿出现高热的时候，需要尽快采取急救处理，否则高烧的情况容易诱发高热惊厥的发生，会对孩子的脑细胞造成不可逆的损伤。本单元比较全面地阐述了婴幼儿发热的应急处理与预防。

任务分析

婴幼儿发热和体温测量

一、知识要求

1. 婴幼儿体温调节的特点

（1）人体体温调节中枢

人体大脑内的下丘脑是体温调节中枢。

（2）婴幼儿正常体温评估

婴幼儿的正常体温有个体差异，并随着外界环境因素的变化而有一定范围的波动，一般1日内以清晨2~6时体温最低，下午5~7时最高。腋下体温一般在36℃~37℃，测8~10 min。肛温约为36.5℃~37.5℃，测5 min。口腔（舌下）为36℃~37.4℃，测3 min。

2. 发热

（1）发热的概念

发热即体温的升高，感染性疾病是发热最常见的原因，非感染性疾病也可导致发热。发热是机体防御疾病的反应，有其有利的一面，它可增强单核吞噬细胞系统吞噬功能、白细胞内酶活力和肝脏解毒功能。高热可对机体产生以下不良影响：

①高热使代谢速率加快，耗氧量也增多。体温升高1℃，基础代谢率提高10%~13%。

②高热时心搏加快，体温每升高1℃，心搏增快10~15次/分钟。同时表皮血管扩张，故心血管负担增大。

③高热可使大脑皮层过度兴奋，产生烦躁、惊厥；亦可发生大脑皮层抑制，引起昏睡及昏迷，多见于婴幼儿。

④高热时消化道分泌消化液减少，消化酶活力降低，胃肠蠕动减慢，故常伴有食欲减退、腹胀、便秘等。

（2）影响体温的各种因素

进食、运动、哭闹、衣被过厚、环境温度过高等均可使体温略为升高；饥饿、少动、保暖条件欠佳可使体温过低。新生儿、婴幼儿和体弱儿的体温更容易受外界因素影响。

（3）热型和发热程度的判断

①评估热型

常见的热型有稽留热（如肺炎）、弛张热（如风湿热）、不规则热（如流行性感冒、恶性肿瘤）等。

②评估发热程度

凡腋温在37.1℃~38.0℃为低热，38.1℃~39.0℃为中度热，39.1℃~41.0℃为高热，超过41.0℃为超高热，持续发热2周以上者为长期发热。

3. 体温计的种类及使用要点

（1）体温计的分类

①水银体温计，如图4-1所示。

用于口腔、腋下、肛门的体温测量。使用年头最久，测量结果也最准，但存在容易失手打碎、被孩子不小心咬断、测肛温时不小心扭断等弊端。

②电子体温计，如图4-1所示。

电子体温计安全便宜也方便，很多家庭都会备两支，测口腔温度、腋温、肛温毫无压力，存在容易受到外界环境温度影响，测量稳定性差等弊端。

③红外线耳温计，如图4-1所示。

红外线耳温计是专门为婴儿等人群设计的。使用红外线温度传感器对准婴儿的耳膜加以测量，具有精度高、测量快速、测量时无须耳套等特点，1秒出结果，体型小巧便于保管及携带。

（2）体温计的使用要点

①体温计、肛温计使用的要点：

a. 确定使用的体温计：肛温计用于肛门，口温计用于口腔或腋下。3岁以下婴幼儿不采取口腔测量体温。

b. 测试前要检查体温计有无破损，刻度是否清晰，甩体温计时不能触及硬物，以免破碎。检查体温计水银柱是否已甩至 35 ℃ 以下。测量体温应在休息半小时后、饭后 1 h、安静时为宜。

c. 取出体温计读数时，转动温度计，在刻度与度数之间，可见到一条粗线即水银柱，读取水银柱所指示数字。

②红外线耳温计使用的要点：

a. 右耳与左耳的读数可能不同，请在同一只耳朵测温，这样测出的体温才具有可比性。

b. 侧卧一耳受压可能耳温偏高，睡觉后等片刻再测温。

c. 测体温之前要将宝宝耳朵里的耳屎清理干净，耳内无阻塞物及过多耳垢堆积测温更准确。

d. 1 岁以下幼儿：将耳背垂直向后拉，使测温头清晰探测到耳鼓，然后按照相应的操作测量即可。

e. 1 岁以上至成年人：将耳背向后上方拉，使测温头清晰探测到耳鼓，然后按照相应的操作测量即可。

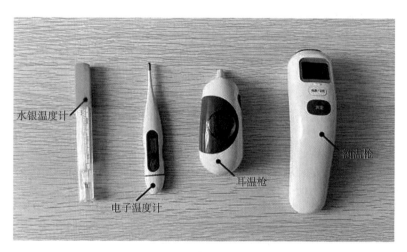

图 4-1　体温计种类

（3）体温计的消毒

①家庭护理使用体温计的消毒方法

将体温计用清水冲洗后擦干，放入 75% 的酒精中浸泡 30 min，然后用冷开水冲洗并擦干以备用。

②集体机构使用体温计的消毒方法

将体温计用清水冲洗干净，擦干后全部浸于含 2 000 mg/L 有效氯的消毒液内，5 min 后取出，放入另一盛有含 2 000 mg/L 有效氯的消毒液容器内，30 min 后取出，用冷开水冲洗，再用消毒纱布擦干，存放于清洁的容器内以备用。

二、技能要求

1. 测量婴幼儿腋下体温的技能要求

（1）操作准备

①环境与个人准备

保持室温 22 ℃ ~24 ℃，相对湿度 55% ~65%。做好个人准备，如束起头发，修剪指甲，去除首饰、手表，并洗手等。

②用物准备

腋下体温计、小毛巾、消毒盒（内有 75% 酒精）、笔、记录本。

（2）操作步骤（图 4-2）

①清洁皮肤

解松婴幼儿衣服，暴露一侧腋下，用小毛巾擦去腋下皮肤汗液。

②测量

a. 取出腋下体温计，检查体温计并确保读数在35℃以下、体温计完好无损、刻度清晰。

b. 将体温计的水银端放入婴幼儿腋窝最深处，夹紧手臂8～10 min。

③读数、整理

取出体温计读数后甩至35℃以下，放入消毒盒内消毒。整理婴幼儿衣服，整理用物。

④洗手、记录

记录日期、时间、测量值、测量部位。

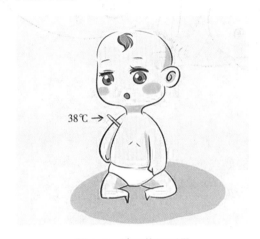

图4-2　腋下体温测量

（3）注意事项

操作中注意保暖，避免着凉。

2. 测量婴幼儿肛门体温的技能要求

（1）操作准备

①环境与个人准备

保持室温22℃~24℃，相对湿度55%~65%。做好个人准备，如束起头发，修剪指甲，去除首饰、手表，并洗手等。

②用物准备

肛门体温计、手纸、棉签、液状石蜡、酒精棉、消毒盒（内盛75%酒精）、笔、记录本。

（2）操作步骤（如图4-3所示）

①体位准备

解松尿布，使婴幼儿呈俯卧位，暴露臀部。

②测量

a. 取出肛门体温计，检查体温计并确保读数在35℃以下、体温计完好无损、刻度清晰。

b. 用棉签蘸液状石蜡润滑体温计的水银端。

c. 将体温计插入婴幼儿肛门内3~4 cm，用手握持5 min。

③读数

取出体温计，用手纸擦去污物，读数后甩至35℃以下，放入消毒盒内消毒。

④整理

用干净手纸擦净婴幼儿臀部，系尿布。整理婴幼儿衣裤，整理用物。

⑤洗手、记录

记录日期、时间、测量值、测量部位。

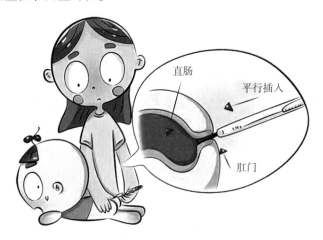

直肠　　平行插入

肛门

图 4-3　肛温测量

（3）注意事项

操作中注意保暖，避免着凉。

3. 用红外线耳温计测量的技能要求

（1）操作准备

①环境与个人准备

保持室温 22~24 ℃，相对湿度 55%~65%。做好个人准备，如束起头发，修剪指甲，去除首饰、手表，并洗手等。

②用物准备

红外线耳温计、消毒棉、笔、记录本。

（2）操作步骤（图 4-4）

①按一下它的电源按钮，当出现"预备"标志时，再按一下按钮，探头伸出并自动套上胶套，检查胶套有无破损，无破损则于 30 s 内测完体温。

②在实际测量的时候，测量对象不同其使用方法也不同。3 岁以内的宝宝测耳温时，要将耳朵向下、向后拉，再将耳温枪测温头置入耳朵内；3 岁以上测耳温时，要将耳朵向上拉并往后拉，将探头置入耳道密合，按着测温钮，持续一秒钟，听到"哔"声放开。

③读数、整理

听到"哔"声就说明已经测量成功了，这时立刻取出耳温枪，将滑板快速退回，胶套自动脱离探头，同时读取温度值。

④洗手、记录

记录日期、时间、测量值、测量部位。

（3）注意事项

①准确的温度测量需要排除干扰因素。空气、水蒸气及遮挡物都会改变物体辐射曲线，导致温度测量不准确。保证耳温计探头无灰尘、水汽等，被测人耳道无汗水、毛发、灰尘、帽子等遮挡。测量环境在室内无风、工作环境（高于 16 ℃），在室外天气寒冷时测量的温度不具参考性。

②测量模式与计量单位。部分测温仪有表面温度与体温两种模式，在选择模式时需要注意。计量单位应为摄氏度℃，而非华氏温度℉，两者反映在数字上的差异可谓惊人。

③左耳和右耳的温度测量会有误差，因此应在同一侧耳内测量。

④测量时保持电池电量充足，保证探头和探头帽清洁干净，使用前确认耳道内没有影响测量的较大耳垢等阻碍物。为防止交叉感染，使用后应更换探头帽，并使用75%的酒精对耳温计进行消毒。不要使用酒精之外的化学试剂清洁探头，避免探头损伤。

⑤人体耳道不是直的，测量时必须拉直耳道，以便红外线直接扫描耳膜，若无法拉直则测得的温度就有误差。

⑥注意影响耳温的外围因素：侧卧时压住一侧耳朵；耳朵被盖住；耳朵暴露在过热或过冷温度下；游泳或沐浴后等，需等待20 min后再进行测量。

⑦不要用酒精之外的化学试剂清洁探头窗口。清洁窗口，应用柔软的棉签沾酒精轻轻擦拭表面，然后立即用干棉签擦拭，清洁后至少干燥5 min，再进行测量。

⑧应经过周期强制检定合格后才能使用。

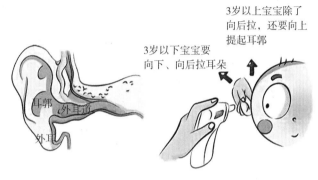

图4-4　红外线耳温计测量耳温

患病婴幼儿用药

一、知识要求

1. 婴幼儿用药的特点

（1）药物的概念

药物是防治疾病综合措施中的重要组成部分。药物既有防治疾病的有利作用，又可对人体产生许多有害作用，甚至可能是某些疾病的致病原因。因此，在使用药物时，必须了解该药物的性能、作用、原理、吸收、代谢等，对其适应证和禁忌证更应严格掌握。由于婴幼儿解剖、生理特点随其年龄增长而有差异，故对药物的反应也不同。所以，婴幼儿用药在药物选择、剂量、方法、间隔时间等方面均应综合考虑机体特点，如肝的解毒功能、肾的排泄功能等。

（2）药物对不同月龄婴幼儿的影响

许多药物可通过胎盘进入胎儿体内。药物对胎儿的影响取决于孕妇所用药物的性质、剂量及疗程，并与胎龄有关。例如，患有癫痫疾病的孕妇服用抗癫痫药物苯妥英钠可引起胎儿颅面、肢体及心脏等畸形；雄激素、黄体酮及己烯雌酚等可致胎儿性发育异常；孕妇用氨基糖甙类药物可致胎儿耳聋、肾损害等。

新生儿肝脏酶系统发育不成熟，影响了对药物的代谢功能。例如，氯霉素的使用剂量不当，除引起粒细胞减少等不良反应外，还可引起急性中毒（灰婴综合征），后果严重。新生儿肾小球滤过率及肾小管分泌功能差，药物排泄缓慢，故某些由肾排泄的药物如氨基糖甙类、地高辛等，应注意用量。此外，新生儿尚可受到临产孕妇及乳母所用药物的影响，如孕妇临产时用吗啡、哌替啶等镇痛剂，可致新生儿呼吸中枢抑制；阿托品、苯巴比妥、水杨酸盐等药物可经母乳影响婴儿，须慎用。

婴幼儿神经系统发育尚未完善，对阿片类药物特别敏感，易致呼吸中枢抑制，应禁用阿片类药物。

氨茶碱可引起过度兴奋，应慎用。

2. 婴幼儿药物的选择

（1）抗生素

婴幼儿容易患感染性疾病，常用抗生素控制细菌感染。在使用中既要掌握抗生素的药理作用和用药指征，更要重视其毒副作用。例如，氯霉素可抑制造血功能，链霉素具有肾毒性及对听神经的损害，等。长时间滥用广谱抗生素，可引起菌群失衡，使体内微生态紊乱，引起真菌感染。因此，应按医嘱正确选择使用抗生素，保证剂量及疗程，不滥用抗生素。

（2）退热药

发热为婴幼儿常见症状，一般使用乙酰氨基酚和布洛芬退热，剂量不宜过大，可反复使用。对婴儿多采用物理降温及多饮水等措施退热，不宜过早过多地服用退热药物。婴儿不宜使用阿司匹林，以免发生瑞氏综合征。

（3）镇静止惊药

在婴幼儿高热、烦躁、剧咳等情况下可按医嘱给予镇静药。发生惊厥时可用苯巴比妥、地西泮、水合氯醛等镇静止惊药，能使婴幼儿安静休息，解除惊厥。

（4）镇咳止喘药

婴幼儿一般不用镇咳药，多用祛痰药口服或雾化吸入，使分泌物稀释、易于咳出。对哮喘婴幼儿目前提倡局部吸入 β_2 受体激动剂类药物，必要时也可用茶碱类，但该药可引起精神兴奋，新生儿、小婴儿慎用。

（5）止泻药与泻药

对腹泻婴幼儿一般不主张用止泻药，因止泻药会减少肠蠕动，使肠道内毒素无法排出，可按医嘱使用保护肠黏膜的药物，或加用含双歧杆菌或乳酸杆菌的制剂以调节肠道的微生态环境。婴幼儿便秘一般不用泻药，多采用调整饮食方法（如增加蔬菜）松软大便或使用开塞露外用通便。

（6）肾上腺皮质激素

该类药物常与抗生素合用，用于急性严重感染，或用于过敏性疾病和哮喘发作等。水痘患儿禁用激素。

3. 婴幼儿常用口服药物用法

早教师给婴幼儿喂药时，态度要温和、亲切。喂糖浆药前先摇匀药液，根据医嘱，看清药瓶或量杯上的刻度，倒出需用药量；若是药片则先将药片研碎，将其溶解于温开水或糖水中。

0~1 岁婴儿的药物常是液体的，需用小勺或滴管喂。使用小勺时，把婴儿先放在膝上，药液倒在小勺里，将盛有药液的小勺放入婴儿口中，用勺底压住舌面，慢慢抬起勺子柄，使药物流入口中，待其咽下药液后再撤出勺子。若药味较苦，可喂适量糖水。

使用滴管时，把婴儿抱在肘弯中，使其头部微抬高。用滴管吸取药液，将滴管放入婴儿口中，轻轻挤压橡皮囊使药液流入婴儿口中。

严格遵照医生要求的药量和间隔期喂药，以保持血液中的药物有效浓度。

二、技能要求

1. 婴幼儿口服用药的技能要求

（1）操作准备

①环境与个人准备

保持室温 22 ℃，相对湿度 55%~65%。做好个人准备，如束起头发，修剪指甲，去除首饰、手表，并洗手等。

②用物准备

药盘、药卡、药品、药杯、小勺、滴管、小水壶（内盛温开水）、糖浆、小毛巾、搅拌棒。

（2）操作步骤

①摆药

早教师洗净双手，按医嘱摆出所需药物。

②备药

a. 仔细查对药卡、姓名、药名、剂量、浓度、方法及用药时间（七对）。

b. 糖浆药液直接倒入药杯。药片放于药杯中加少许糖浆，用小勺或搅拌棒研碎搅匀。

③喂药

a. 喂药前再次查对。

b. 方法1：抱起婴幼儿，半卧位于早教师怀中，用小毛巾围于婴幼儿颈部，用小勺盛药，从其嘴角徐徐喂入，如图4-5所示。若遇婴幼儿不吞咽，可将小勺压住舌面片刻，待咽下后再将小勺取出，然后喂少许温开水。

c. 方法2：若婴幼儿不宜抱起，可将头、肩部抬高，头侧位，早教师左手固定婴幼儿前额，轻捏其双颊并上提，使其张口，右手持药杯从其嘴角慢慢倒入，待其咽下后移开药杯，然后喂少许温开水，如图4-6所示。

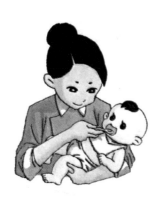 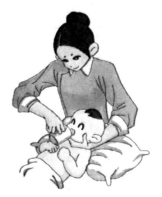

图4-5　喂药方法1　　　　图4-6　喂药方法2

④观察

喂药完毕再次查对，观察婴幼儿服药后的反应。

⑤整理记录

整理用物。记录婴幼儿服药后有无呕吐等情况。

（3）注意事项

①严格按医嘱给药，坚持查对制度，剂量应做到准确无误。

②当婴幼儿拒绝服药时，应尽量设法改善药物苦涩味，不能捏住双鼻强行灌药，以防药液或药片吸入呼吸道造成窒息。

③任何药物不得与食物混合喂服。不主张用奶瓶喂药，以免使婴幼儿产生错觉而影响日后的哺乳。油类药物可用滴管直接滴入口中。

④若遇婴幼儿将药物吐出应立即清除呕吐物，并使之安静，按医嘱酌情补服。

2. 婴幼儿眼、耳、鼻滴药法的技能要求

（1）操作准备

①环境与个人准备

保持室温22 ℃，相对湿度55%～65%。做好个人准备，如束起头发，修剪指甲，去除首饰、手表，并洗手等。

②用物准备

药盘、药卡、药品、棉签、手纸。

（2）操作步骤

婴幼儿滴眼、耳、鼻药护理的要点：用药前检查药液并核对有效期。按医嘱准时用药。眼、耳、鼻相对比较狭小，滴药时要看清结构方位，做到有效用药。周围流出的药液要及时擦净。

①滴眼药

婴幼儿取仰卧位。核对眼药有效期，打开眼药瓶盖。一只手食指将婴幼儿的下眼睑往下拉开，另一只手将眼药滴入婴幼儿眼球与眼睑之间，迅速用棉签压住眼内眦 20 s，然后轻轻擦去周围分泌物，如图4-7所示。

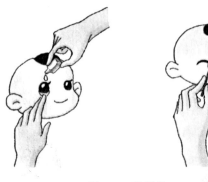

图4-7 滴眼药

②滴鼻药

婴幼儿取平躺位，使其头部略向后倾。核对鼻药有效期，打开鼻药瓶盖。用一根手指顶住鼻尖，使鼻孔增大，另一手将鼻药轻轻滴入两侧鼻孔鼻翼内侧的黏膜上，然后轻轻按摩两侧鼻翼片刻，使药液在黏膜上被充分且均匀吸收，如图4-8所示。

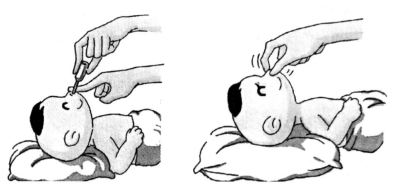

图4-8 滴鼻药

③滴耳药

婴幼儿平躺，头偏向一侧。核对耳药有效期，打开耳药瓶盖。一手将耳郭往后下方牵拉，使耳道平直，另一手将耳药沿外耳道道壁滴入，然后轻轻按压乳突片刻，使药液在耳道道壁黏膜上被充分均匀吸收，如图4-9所示。

④观察

滴药过程中密切观察婴幼儿的精神、面色、情绪等。

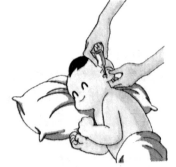

图4-9 滴耳药

⑤记录

洗手，必要时做好记录。

（3）注意事项

严格按医嘱的药量和间隔期滴药，促进疾病康复。

婴幼儿发热的应急处理与预防

一、知识要求

1. 体温异常的表现

（1）发热的原因

发热有感染性及非感染性因素引起。感染性因素如细菌、病毒、支原体等引起的疾病都可伴有发热。常见的发热疾病有败血症、呼吸道感染、尿路感染、结核等。急性发热以上呼吸道感染最常见，其中多数为病毒性。非感染性因素可见于大量组织坏死（如恶性肿瘤、大手术后、大面积烧伤等），结缔组织病、变态反应（如某些药物反应等），产热过多或散热过少（如惊厥持续状态、甲状腺功能亢进等），体温调节失常（颅脑损伤）和中暑等。

（2）发热的过程及症状

①体温上升期

表现为畏寒、皮肤苍白、无汗，皮肤温度下降，有的患儿可出现寒战，继之体温开始上升。体温上升的方式有骤升和渐升两种：骤升多见于肺炎球菌性肺炎，渐升多见于伤寒等。

②高热持续期

表现为颜面潮红、皮肤灼热、口唇干燥、呼吸和脉搏加快、尿量减少。

③退热期

表现为大量出汗和皮肤温度降低。此时，体弱的患儿和心血管疾病患儿易出现血压下降、脉搏细速、四肢厥冷等循环衰竭的症状，应严密观察、及时处理。

2. 发热护理

（1）发热的护理观察

定时测量和记录体温，一般每 4 h 1 次，便于观察患儿热型。高热或超高热及有高热惊厥趋势等情况时需每 1~2 h 测量 1 次。给予退热处置后应观察有无体温骤降、大量出汗、软弱无力等现象，当有虚脱表现时应予保暖、饮用温开水、及时送往医院。采取退热措施后半小时应重复测量体温。此外，还应随时观察有无神志改变、皮疹、呕吐、腹泻、淋巴结肿大等症状出现。

（2）一般护理

发热患儿需卧床休息。室内环境安静、温度适中，通风良好，衣被不可过厚（婴儿不要包裹得太紧）。要保持皮肤清洁，勤擦浴，及时更换内衣和被单。保证充足水分摄入，选择清淡、易消化的流质或半流质饮食。做好口腔护理。

（3）特殊护理

当体温在 38.5 ℃左右或以上时需给予对症处理。物理降温法有如下几种。

①冷湿敷

冷湿敷是将小毛巾放入盛有凉水的盆内，浸湿透后，略拧干（以不滴水为宜），敷在婴幼儿前额、颈部、腋下及腹股沟处，每 10~15 min 更换 1 次，如图 4-10 所示。注意避免冷水将孩子的衣被弄湿和水流入身体其他部位。

②枕冰袋

将碎冰块装入冰袋内，去除有尖锐棱角的冰块，再加入少量凉水，驱除空气，盖紧盖子，擦干袋子表面后装入套中，用毛巾包裹后置于头枕部或颈部两侧，如图4-11所示。

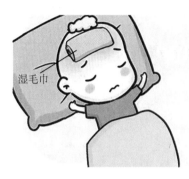
图4-10　冷湿敷

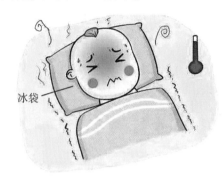
图4-11　枕冰袋

③温水浴

温水浴的水温应比患儿体温低1 ℃，盆浴时间应较短，操作要敏捷，如图4-12所示。适用于温暖和炎热季节，或者室温在22 ℃~24 ℃的任何季节，降温效果好。

④酒精擦浴

配制30%~50%的酒精溶液（75%的乙醇80 mL+温水120 mL即为30%浓度），用小毛巾依次拍拭颈部、上肢内外侧（腋下、肘部、手心及手背等）、下肢前后侧（腹股沟处、股下部、腘窝等），如图4-13所示，这些区域是大血管通过的部位，降温效果较好。此外，可按医嘱应用药物降温。

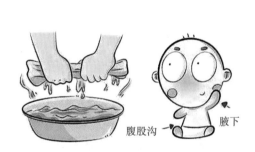
图4-12　温水浴

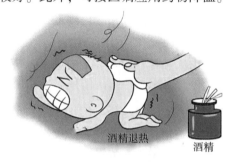
图4-13　乙醇擦浴

3. 家庭冰袋的应用

（1）冰袋降温的原理

当婴幼儿发高热时，使用冰袋进行物理降温，以降低体表的温度，减少脑细胞耗氧量。冰袋放在颈部两侧、大腿根部和双侧腋窝，这些部位有大血管，便于散热。

（2）冰袋的应用范围

当婴幼儿体温在38.5 ℃左右或以上时可应用冰袋降温。

二、使用冰袋降温的技能要求

1. 操作准备

（1）环境与个人准备

保持室温22 ℃，湿度55%~65%。做好个人准备，如头发束起，修剪指甲，去除首饰、手表，并洗手等。

（2）用物准备

冰袋、冰块、包裹毛巾、小榔头、小碗、小勺、逗引玩具、婴幼儿模型。

2. 操作步骤

（1）冰袋的制作

①使用现成冰袋。先仔细阅读说明，了解使用方法，然后按说明要求应用。

②制作冰袋。检查水袋确定无漏水、老化。取出冰块，在小碗内用小榔头敲碎冰块。用小勺将碎冰放入水袋中于2/3处，然后驱除空气，盖紧盖子。用毛巾包裹冰袋。这样做有两个原因：一是避免使用后冷凝水直接流到婴幼儿的身上，造成不适；二是直接放置在皮肤处，会造成局部血管受冷收缩，反而影响散热降温。

（2）冰袋应用方法

将冰袋置于头枕部，颈部两侧、两侧腋下或腹股沟等处，如图4-14所示。

（3）护理观察

冰袋为物理降温的护理措施，冰袋使用后半小时应复测体温1次，并及时做好记录。

3. 注意事项

应用冰袋时要注意保暖，避免着凉。若使用过程中发生寒战（即皮肤呈鸡皮样）应立即停止，并根据情况及时送医院。

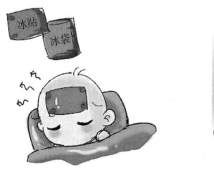
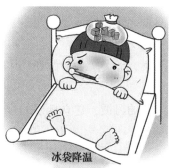

图4-14 使用冰袋

任务二 婴幼儿便秘的应急处理与预防

任务描述

婴儿便秘是指1周岁以下的婴幼儿出现的排便功能异常的情况，主要发生原因与全身或肠道的疾病、遗传病、饮食、胃肠道的结构等有关。本单元主要阐述了婴幼儿便秘的应急处理与预防措施。

任务分析

婴幼儿便秘的预防和处理

一、知识要求

1. 婴幼儿便秘的定义

婴幼儿大便有规律，间隔时间固定，如1~2天或3~4天一次，并且解出的大便松软，属正常现象。婴幼儿两次大便间隔时间超过4到5天，同时解便费力，解出的大便性状坚硬、干燥，甚至出现肛裂现象，即为便秘。

2. 婴幼儿便秘的发生原因

便秘发生的原因：水分饮用不足；饮食中蛋白质含量过高，而食入纤维素类食物过少；缺乏运动锻炼；等。

3. 婴幼儿便秘的症状（如图 4-15 所示）

婴幼儿两天无大便，粪便坚硬、干燥，排便十分用力才能排出，甚至发生肛裂及粪便表面有鲜血症状。

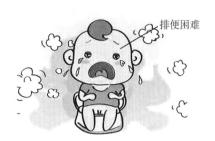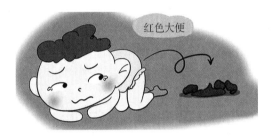

图 4-15　婴幼儿便秘的症状

4. 婴幼儿便秘的预防

（1）充足饮水

喂奶间隔期间及两餐之间，保证婴幼儿摄入充足的水分，可以稀释粪便，减少粪便干结。

（2）保证纤维素的摄入

按时添加水果、蔬菜、豆类辅食，保证机体对膳食纤维的摄入，可以软化大便。

（3）建立排便习惯

培养婴幼儿定时大便的习惯，建立良好的排便规律。

5. 婴幼儿便秘的处理

（1）腹部按摩

用手在婴幼儿腹部自右向左按顺时针方向轻轻按摩，通过促进肠道蠕动，从而缓解便秘。

（2）肠道菌群调节

给婴幼儿补充益生菌制剂，通过调节肠道菌样，改善肠道微环境，缓解便秘。

（3）适当使用润滑油

便秘时间过长，腹胀明显，腹部不适导致婴幼儿烦躁、哭吵频繁时，可适当在肛门处涂少许润滑油，以排解大便，缓解腹部压力，减少毒物吸收。

（4）必要时就医

反复便秘，腹胀明显，出现肛裂现象，同时影响婴幼儿的生长发育时，需就医进一步检查，排除肠道先天畸形等疾病，及时诊治。

二、技能要求

1. 腹部按摩缓解便秘的技能要求

（1）操作准备

①环境与个人准备

播放音乐，保持室温 27 ℃ ~ 28 ℃，相对湿度 55% ~ 65%。做好个人准备，如束起头发，修剪指甲，去除首饰、手表，并洗手等。

②用物准备

婴儿润肤油、毛毯。

（2）操作步骤

①身体状况检查

婴幼儿精神饱满，情绪稳定，身体健康。

②婴幼儿腹部按摩操作

a. 选择合适的姿势。可采用坐姿（双腿并拢，上身侧转，如图 4-16 所示）、跪姿（早教师面向婴儿，双膝跪于垫子边缘，臀部和小腿之间加软垫，如图 4-17 所示）、站姿（早教师双脚前后站立，将婴儿放在自己正前方，如图 4-18 所示），最常用的是站立姿势。不论选择哪种姿势，早教师都应保持双肩放松、背部挺直。

b. 涂油。早教师倒少量婴儿润肤油于手掌内，然后顺时针进行腹部按摩。

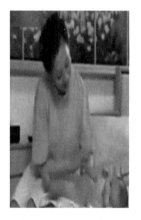 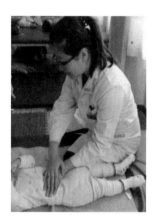 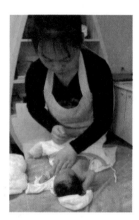

图 4-16　坐姿　　　　　　　　图 4-17　跪姿　　　　　　　　图 4-18　站姿

c. 双手交替横放在婴儿上腹部，紧靠胸部下方，从上腹部轻轻施压按摩至下腹部，反复按摩多次，每次保持有一只手接触婴儿的腹部；用手从婴儿右下腹向上经中上腹滑向左上腹，平移手指到左下腹（呈倒 U 字形），然后回到右下腹重复按摩几次，如图 4-19 所示。

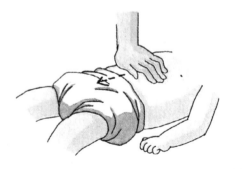

图 4-19　腹部按摩

（3）注意事项

①注意保暖，避免受凉。按摩后要洗手，以免抱婴儿时因润肤油作用而使婴儿滑落。

②不宜在婴儿刚吃奶后或饥饿的情况下进行按摩，以免引起婴儿不适和不安；每次按摩时间一般为5~10 min。

③在进行按摩的过程中，应不断地与婴儿交流，增强婴儿对早教师行为的信任与理解而配合。

④婴儿有发热时，在未明确原因之前暂不进行按摩。

2. 用开塞露通便的技能要求

（1）操作准备

①环境与个人准备

保持室温 22 ℃～24 ℃，湿度 55%～65%。做好个人准备，如头发束起，修剪指甲，去除首饰、手表，并洗手等。

②用物准备

开塞露、棉棒、石蜡油、逗引玩具、婴幼儿模型、污物桶。

（2）操作步骤

①体位准备

婴幼儿取俯卧位。

②通便

a. 拧开开塞露盖子。

b. 用棉棒蘸石蜡油少许，涂于开塞露的外口和颈部，如图 4-20 所示。

c. 取婴幼儿俯卧位，轻柔地将开塞露插入婴幼儿肛门内，留出装液体的体部，将开塞露内的液体全部挤入肛门内，如图 4-21 所示。

d. 拔出开塞露，左手捏住肛门口的臀部 5～10 s（使液体不能流出），如图 4-22 所示。

e. 协助婴幼儿排便，通常能较顺利地排便。

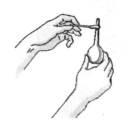

图 4-20 将石蜡油涂于
开塞露外口和颈部

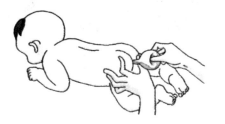

图 4-21 将液体挤入肛门

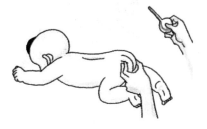

图 4-22 捏住肛门口 5～10 s

③清洁臀部

便后要擦净婴幼儿肛门，清洁被污染的衣裤。

④整理

整理用物。

⑤洗手、记录

必要时做好记录。记录日期及排便情况。

（3）注意事项

①操作过程中要注意保暖，避免着凉。

②若规范操作后仍无大便，可按医嘱再加量通便 1 次。

任务三　婴幼儿鼻出血的应急处理与预防

任务描述

婴幼儿发生鼻出血的情况很常见，主要原因：天气干燥，穿衣过厚，鼻黏膜干燥引起出血；宝宝用手抠挖鼻孔，抠破鼻黏膜或者外伤引起鼻腔出血；感冒发热，鼻黏膜充血肿胀，黏膜下浅表血管破裂引起出血；异物塞进鼻腔，刺激鼻黏膜糜烂出血；鼻腔疾病或者血液系统疾病；等。

任务分析

婴幼儿鼻出血的应急处理与预防

一、知识要求

1. 婴幼儿鼻出血的定义

鼻出血是幼儿常见的一种急症，它既可能是全身疾病的一种症状，又可能是一种独立的疾病。通常，鼻出血的部位多是在双侧鼻中隔前部的毛细血管网区，也叫黎氏区（或克氏区）。鼻腔此处的黏膜非常薄，且黏膜下有丰富的血管网，幼儿常因各种原因导致此处黏膜糜烂，诱发毛细血管破裂而出血。

2. 婴幼儿鼻出血的常见原因

婴幼儿鼻出血可由多种因素引起，在临床案例中，由全身疾病因素引发的鼻出血较少见，大部分是由局部的鼻腔疾病、外伤及鼻腔异物造成的。

（1）鼻腔疾病或损伤。鼻腔黏膜干燥、鼻腔炎症、鼻中隔偏曲、鼻腔肿瘤、鼻腔异物以及上呼吸道感染等都可引发鼻出血，此外，当鼻腔受到外力挤压、碰撞、抠挖时也容易导致鼻腔黏膜受损而引发出血。其中，鼻腔炎症、鼻腔异物及抠挖伤是婴幼儿鼻出血的常见诱因。

（2）气候环境因素。鼻腔是人体呼吸道的起始部位，气候环境的变化对鼻腔内环境影响较直接。尤其是在炎热、干燥、气压低等环境下，鼻腔黏膜受干燥空气的影响而脱水变干，鼻腔内的毛细血管容易破裂。此外，因为气候环境的变化引发的婴幼儿上呼吸道感染增多，从而间接引起了婴幼儿鼻出血。

（3）生长特点。婴幼儿发育过快，使得血管系统中的压力过大，即血液系统中的红细胞繁殖速度快于血管系统的生长速度，使得鼻腔黏膜内丰富的毛细血管易破裂。

（4）其他因素。婴幼儿全身心的疾病也可引发鼻出血，包括白血病、血小板减少、血友病、过敏性紫癜和再生障碍性贫血等疾病，以及麻疹、白喉、猩红热、百日咳、流行性感冒等疾病。此外，幼儿也可由于挑食、厌食等造成多种维生素的缺乏而导致鼻出血。

3. 婴幼儿鼻出血的症状

幼儿发生鼻出血时，鼻出血主要区域（黎氏区）如图 4-23 所示，轻微症状表现为鼻涕中带血或点状滴血，较严重的则可以看到血液从鼻腔一侧或双侧流出。一般情况下，鼻出血的孩子可表现出以下症状和体征：

（1）血从鼻孔流出或喷出，如图 4-24 所示，或经后鼻孔流至咽部，表现为嘴中"吐血"；

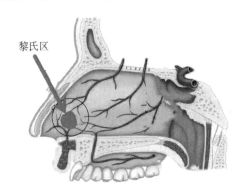

图 4-23　鼻出血主要区域（黎氏区）

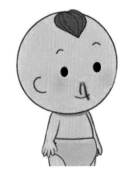

图 4-24　血从鼻孔流出

（2）出血量可多可少，颜色呈鲜红或暗红，可凝成血块；

（3）可引起恶心、呕吐等症状；

（4）出现头晕或面色苍白的情况；

（5）伴有情绪紧张。

4. 婴幼儿鼻出血的危害

（1）鼻出血对孩子健康的影响

主要体现在心理和生理两个方面。

①心理方面，患儿出现鼻出血时，多会感到紧张、焦虑，甚至恐慌，这给婴幼儿身心健康发展带来不良影响。

②生理方面，如果婴幼儿是偶发性的、少量的鼻出血，大多可自行停止，不治而愈，并不会对孩子的健康产生不良影响。如果幼儿是长期、反复性的鼻出血，则可造成慢性失血性贫血，使孩子脑供血不足而出现记忆力下降、注意力不集中、免疫力下降等问题；当出血量过大时，还可能引发营养流失，使孩子身高发育延缓，严重的可引起急性失血性贫血，甚至失血性休克，危及孩子生命。

（2）幼儿鼻出血如果处理不及时或处理不当，可能导致鼻腔血液误吸入呼吸道，造成呼吸道被血凝块阻塞，从而引起窒息。

（3）如果幼儿是反复性的、时间较长的鼻出血（此种情况较少见），则有可能是全身疾病的早期表现，早教师和家长应引起重视，及时将孩子送往医院检查病因，尽早治疗。

5. 婴幼儿鼻出血的预防

虽然婴幼儿鼻出血的发生有一定的随机性，且某些因素导致的鼻出血并不是我们所能预防的，但是，早教师仍可以采取一些措施来减少婴幼儿鼻出血的发生。

（1）掌握婴幼儿健康状况，及时做好应对

早教师应掌握幼儿的详细健康状况，了解哪些孩子有经常性鼻出血的经历，及时向家长了解相关原因，并与家长进行沟通，做好应对措施。

（2）家与园合作，开展鼻腔保健教育

早教师应与家长一起合作，从小教育幼儿养成良好的鼻腔卫生习惯，掌握爱护鼻腔的保健知识和技能。例如，让幼儿知道不能用未清洁过的手指随意抠、挖鼻孔，避免造成鼻腔内部黏膜破损和感染；不能往鼻腔中放入各种异物，如果不小心放入了应及时告诉老师；学会正确擤鼻涕的方法，养成用纸巾擦鼻涕的好习惯；等等。

（3）治疗相关疾病，根除病灶

早教师应格外关注有经常性鼻出血的幼儿，并及时提醒家长将幼儿送医检查是否有相关疾病。一旦确诊，应及时根除病灶，避免反复鼻出血或失血过多而影响幼儿的身心健康。

（4）鼓励幼儿锻炼身体，增强体质

早教师应经常组织幼儿参加各种户外体育锻炼活动，在不同的季节、天气状况下运动都有利于增强幼儿呼吸道对环境的适应能力，提高机体免疫力，以减少或避免上呼吸道感染造成的鼻出血。

二、婴幼儿鼻出血的应急处理技能要求

1. 操作准备

（1）环境与个人准备

保持室温 22 ℃～24 ℃，湿度 55%～65%。做好个人准备，如头发束起，修剪指甲，去除首饰、手表，并洗手等。

（2）用物准备

干净的纸巾、毛巾、清水。

2. 操作步骤

（1）安抚情绪

用玩具逗引婴幼儿，使其保持情绪愉快。

（2）第一次评估现场

快速观察现场，确保周围环境安全，并迅速检查可能引起幼儿鼻出血的原因。

（3）第二次评估

尽快进行生命体征评估和二次评估，了解幼儿鼻腔出血的速度及出血量。

（4）根据评估结果，做出相应处理

①及时让幼儿坐下休息，并保持头部前倾，同时按压鼻翼，如图4-25所示。

②引导幼儿吐出口中血液（如有），再将嘴张开，用口呼吸。

③用大拇指和另一手指捏住幼儿双侧鼻翼，向面部方向轻轻按压，如图4-25所示，保持该姿势5~10 min。

④用毛巾包裹的冰袋或冷水毛巾在脸颊、额部冷敷。

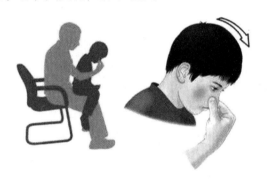

图4-25　头部前倾，按压鼻翼

⑤压迫止血5~10 min后，轻轻地松开幼儿鼻子，如果鼻出血没有停止，则需继续按压鼻翼。

⑥止血后，用温水帮幼儿擦净鼻腔周围皮肤，并要求幼儿不要擤鼻涕、挖鼻孔，保持30 min以上的安静或进行轻微活动，其间，还应密切关注幼儿的状态。

⑦如果幼儿鼻出血无法控制，应及时送医处理并联系孩子家长。

（5）整理

整理用物。

（6）洗手，记录

做好记录、归档。

3. 注意事项

（1）做好事后追踪，及时了解婴幼儿的健康状况，并与相关人员（如幼儿、家长、教师等）进行有效沟通。

（2）检查周围环境是否存在有毒、刺激性气体，或者导致幼儿鼻外伤的因素，如果存在，应及时将幼儿转移到安全场所。

（3）不要试图通过用纸巾或棉花塞入鼻腔的方式来止血，这样会阻碍伤口的愈合。

（4）不要将鼻出血患儿的头部后仰或令其平躺，避免血液流入呼吸道造成呛咳，同时也避免血液流入消化道而引起恶心、呕吐等症状。

（5）处理期间，注意提醒幼儿不要讲话、吞咽、咳嗽、吐痰或吸鼻涕，以免妨碍血液凝结。

（6）如果出血较为严重或持续30 min以上，或幼儿出现面色苍白、四肢发凉、脉搏加快、呼吸急促等情况，应紧急送医。

单元五　婴幼儿常见疾病的应急处理与预防（三）

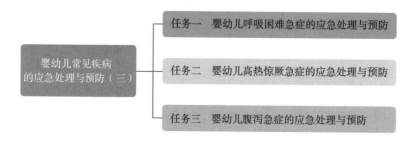

学习并掌握0~3岁婴幼儿呼吸道疾病、高热惊厥、腹泻等急症的应急处理与预防。

学习目标

知识目标

1. 了解婴幼儿呼吸道疾病的症状及预防护理知识；
2. 掌握物理降温的原理；
3. 了解高热惊厥发生的原因及症状；
4. 了解健康婴幼儿的粪便性状；
5. 掌握婴幼儿腹泻发生的原因及症状。

能力目标

1. 掌握常用物理降温的方法，并能进行酒精擦浴；
2. 能完成高热惊厥急症婴幼儿的应急处理；
3. 能完成腹泻急症婴幼儿的应急处理。

情感目标

热爱保育事业。

任务一　婴幼儿呼吸困难急症的应急处理与预防

任务描述

婴幼儿出现呼吸困难，应及时地给孩子进行吸氧。如果吸氧后婴幼儿呼吸困难仍然得不到缓解，必要的时候要用呼吸机。婴幼儿出现呼吸困难的原因很多，具体问题需要具体分析。

任务分析

婴幼儿患呼吸道疾病的护理

一、知识要求

1. 婴幼儿常见的呼吸道疾病

（1）上呼吸道感染

急性上呼吸道感染，俗称"感冒"，是婴幼儿最常见的疾病，主要侵犯鼻和咽部，引起急性鼻咽炎、急性咽炎和急性扁桃体炎。上呼吸道感染一年四季均可发生，尤以冬、春季多见，可散发或流行。因病毒引起者最为多见，占90%以上，病毒感染后常继发细菌感染。婴幼儿时期易患感冒的主要原因是上呼吸道的解剖特点及免疫功能不成熟；若有佝偻病、营养不良、先天性心脏病等，往往容易反复发生呼吸道感染。上呼吸道感染常见的诱因是居住条件拥挤、室内空气污浊、冷暖不适及护理不当等。

①症状

上呼吸道感染的临床表现轻重不一，一般年长儿症状较轻，以呼吸道局部表现为主，主要表现为鼻塞、流涕、打喷嚏、咽部不适、咽痛、干咳等，体检可见咽部充血、扁桃体红肿、颌下淋巴结肿大、有压痛。婴幼儿症状较重，以全身症状为主，全身表现为高热，可伴呕吐、腹泻、烦躁、哭闹，甚至出现高热惊厥；年长儿常表现为畏寒、头痛、食欲差、乏力、关节疼痛等；部分病儿可出现阵发性脐周疼痛，与发热所致阵发性肠痉挛或肠系膜淋巴结炎有关；有些肠道病毒感染的病儿可见各种皮疹。一般病程为3~5日，如体温持续不退或病情加重，应考虑可能发生并发症。婴幼儿时期常见两种特殊类型的上呼吸道感染。

a. 疱疹性咽颊炎，由柯萨奇A组病毒感染所致，多发于夏、秋季，主要表现为急起高热、咽痛，咽部及其周围充血，可见疱疹，周围有红晕，疱疹破溃后形成小溃疡，病程1周左右。

b. 咽—结合膜热，由腺病毒感染所致，多发于春、夏季，可在儿童中引起集体小流行，临床以发热、咽炎、结合膜炎为特征，病程1~2周。

常见并发症：细菌感染常向邻近器官及下呼吸道蔓延，可引起中耳炎、结膜炎、咽后壁脓肿、颈淋巴结炎、支气管炎及肺炎等，以婴幼儿为多见。

②护理要点

a. 提供安静、舒适的休息环境。保持室内空气新鲜，上午、下午开窗通风各1次，每次15 min，避免对流风。保持室温18 ℃~22 ℃、湿度50%~60%，减少空气对呼吸道黏膜的刺激，以利于炎症的消退，防止继发性感染。

b. 保证充足的营养和水分。多喝水，给予易消化高营养流质、半流质饮食，宜少食多餐并经常变换食物种类。婴幼儿食欲不好或呕吐，可增加喂乳次数，每次少量喂食果汁、蔬菜汁等富含维生素和矿物质的食物，有利于疾病恢复。

c. 婴幼儿感冒并有发热咳嗽时，应以服用清热解毒、止咳化痰的中药为主，如果并发细菌感染，可按医嘱服用抗生素。服药后高烧不退，可采取物理降温的方法，用毛巾冷敷两侧颈部、腹股沟、腋窝，或用温水洗澡，头枕凉水袋或冰水袋，等。护理中还要注意观察婴幼儿的精神、面色、呼吸次数和体温变化。

d. 发热时应卧床休息，多饮水稀释痰液，有利于痰液排出。

e. 及时清除鼻腔及咽喉部分泌物，保证呼吸道通畅。鼻塞严重时用0.5%麻黄素液滴鼻，每天2~3次，每次1~2滴；对因鼻塞而妨碍吸吮的婴儿，宜在哺乳前15 min滴鼻，使鼻腔通畅，保证吸吮。

f. 保持口腔清洁，防止口腔炎、溃疡的发生。咽部不适或咽痛时可用温盐水或复方硼砂液漱口、含服润喉片等。

（2）支气管肺炎

①症状

支气管肺炎主要是因细菌感染引起，尤以肺炎链球菌为多见，病原体多由呼吸道侵入。支气管肺炎是儿科的常见病，是我国儿童保健重点防治的"四病"之一。肺炎一年四季均可发生，以冬春季及气温骤变时多见，常在上呼吸道感染、急性支气管炎之后发病，也可为原发性感染。肺炎主要临床表现为发热、咳嗽、气促、呼吸困难及肺部有固定的中、细湿啰音。实验室检查项目有血常规检查、胸部 X 线摄片检查及病原学检查等。治疗要点是控制感染、对症治疗及防治合并症。

②护理要点

肺炎的护理措施中，除了积极配合医生治疗外，十分强调精心护理。

a. 生活环境宜保持安静、舒适，空气清新，以利于婴幼儿充分休息。居室温度应保持在 18 ℃~20 ℃、湿度以 60% 为宜，以利于呼吸道的湿化，有助于分泌物的排出；房间内每日上午、下午各通风 1 次。

b. 保证患儿安静休息，尽量避免哭闹，以减少氧的消耗；采取半卧位，或抬高床头呈 30°~60° 角，应经常帮助患儿翻身更换体位，或抱起患儿，以利分泌物排出，减轻肺部瘀血和防止肺不张。

c. 加强营养与喂养，鼓励患儿多饮水，防止痰液黏稠不易咳出；哺喂时应耐心和细心，防止呛咳引起窒息；母乳喂养婴儿可延长哺喂时间，哺喂过程中可让患儿休息片刻；人工喂养宜选用开孔大小合适的乳头，以防乳汁流速过快造成呛咳；饮食宜给予高蛋白、高热量、高维生素的清淡流质或半流质食物，少食多餐，每次进食不宜过饱，以免膈肌抬高影响呼吸；进食时可取半卧位或坐位，以减少对呼吸的影响。

d. 护理期间要密切观察病情的变化，患儿出现气急、口唇青紫等异常表现应及时送医院治疗。

2. 物理降温概述

（1）物理降温的定义

物理降温是通过物理吸热或散热的方法，使身体温度降低。

（2）物理降温的目的及原理

物理降温就是用 25%~50% 酒精擦浴的降温方法。用酒精擦洗患者皮肤时，不仅可刺激高烧患者的皮肤血管扩张，增强皮肤的散热能力；还由于其具有挥发性，可吸收并带走大量的热量，使体温下降、症状缓解。这是最简易、有效、安全的降温方法。

（3）物理降温的常用方法

①头部冷湿敷略（前面已介绍）

②枕冰袋冰敷略（前面已介绍）

③温湿大毛巾包裹躯干部

温湿大毛巾包裹躯干部，包括腋下和腹股沟部，如图 5-1 所示。此法令患儿舒服且降温效果好。

④温水浴略（前面已介绍）

3. 酒精擦浴

（1）酒精擦浴的浓度配制

乙醇擦浴的浓度：25%~30%。

①配制 25% 乙醇浓度的方法：取 50% 浓度的乙醇 1 份，加上 1 份等量温水即成。

②配制 30% 乙醇浓度的方法：取 75% 浓度的乙醇 80 mL，兑温水 120 mL，其总量为 200 mL，此时酒精浓度为 30%。

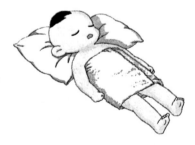

图 5-1　温湿大毛巾包裹躯干

（2）酒精擦浴应用的范围

当体温在 38.5 ℃左右或以上时可采用酒精擦浴降温，比较安全有效。

（3）酒精擦浴的家庭应用

当婴幼儿发高热时，可使用酒精擦浴的方法降温。将酒精浓度配制成 25%～30%，把发热婴幼儿抱到平坦的床上，使其平卧，解开衣领和衣扣。然后用纱布蘸酒精温水为婴幼儿擦浴。擦浴的部位是颈部、枕部、腋下、大腿根部（腹股沟）、四肢及手心。

需避免擦拭婴幼儿胸腹部、项背部及足心等部位，以免引起心脏功能失调。若婴幼儿出现皮肤紫绀、四肢冰凉时或发寒战（起鸡皮疙瘩）时应停止。

二、酒精擦浴的技能要求

1. 操作准备

（1）环境与个人准备

保持室温 27 ℃～28 ℃、湿度 55%～65%。做好个人准备：如头发束起，修剪指甲，去除首饰、手表，并洗手等。

（2）用物准备

婴幼儿模型（有高热）、婴儿床、毛巾、小碗、50%或 75%浓度的乙醇、温水、消毒纱布（20 cm×20 cm）、体温计、笔和记录本。

2. 操作步骤

（1）安抚情绪

用玩具逗引婴幼儿，使其保持情绪愉快。

（2）酒精配制

①把 50%浓度的酒精 50 mL 倒入小碗中，再把温水 50 mL 也倒入小碗中，使酒精浓度变为 25%。

②将 75%浓度的酒精 80 mL 倒入小碗中，再把温水 120 mL 也倒入小碗中，即配制出 30%浓度酒精。

（3）安置体位

将发热婴幼儿平卧位放在床上，解松衣领、裤带。

（4）拍拭法擦浴

①上肢拍拭。拍拭顺序：

a. 颈部外侧、上肢外侧、手背；

b. 侧胸、腋窝、手臂内侧、肘窝、手心。

②下肢拍拭。拍拭顺序：

a. 髂前上棘、大腿前侧、足背；

b. 腹股沟、大腿内侧、内踝；

c. 股下、肘窝、足跟。

（5）擦拭方法，如图 5-2 所示

纱布蘸酒精温水，略拧干，按上述顺序擦浴。皮肤皱褶处是大血管通过的部位，要多擦拭一会儿，以利于散热。

（6）测体温

擦拭完毕后过半小时，给婴幼儿复测体温 1 次，并做记录。

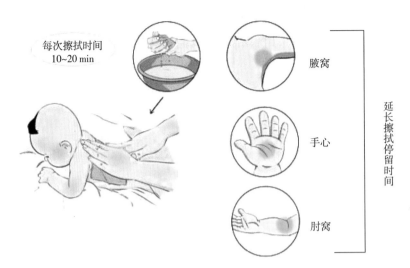

每次擦拭时间
10~20 min

腋窝

手心

肘窝

延长擦拭停留时间

图5-2　酒精擦拭方法

3. 注意事项

（1）前胸、颈背部及足心不能擦，以免影响心血管功能。

（2）用乙醇擦浴时，若皮肤出现鸡皮疙瘩、紫绀、四肢冰凉及身体寒战时应停止，以免引起体温升高。

（3）新生儿及小婴儿不使用酒精擦浴。

任务二　婴幼儿高热惊厥急症的应急处理与预防

任务描述

婴幼儿惊厥与年长儿的惊厥不同，这种疾病是没有典型的大发作，而且多表现为无定型，而且各种形式可能交替出现，发作时间也是有长有短。患此病对于婴幼儿的健康有很大的影响，需要及时到正规的医院进行治疗。

任务分析

婴幼儿高热惊厥的护理

知识要求

1. 概述

（1）惊厥的定义

惊厥俗称抽风、惊风，是由于神经细胞异常放电引起全身或局部肌群发生不自主强直性或阵挛性收缩，常伴有意识障碍的常见急症，以婴幼儿多见，发生率约为成年人的10~15倍。惊厥发作时间可使机体氧及能量消耗增多，若持续时间过长可因脑缺氧而造成脑水肿，甚至脑损伤，引起神经系统后遗症。早教师应予以警惕，及时控制惊厥，对症处理，减少并发症的发生。

（2）引起惊厥的原因

①感染

感染是小儿惊厥最常见的病因，多见于呼吸系统及消化系统的感染。例如传染病中夏、秋季节多为细菌性痢疾、乙型脑炎及其他肠道传染病；秋、冬季节多为流行性脑脊髓膜炎及其他呼吸道传染病，这些疾病都可引起婴幼儿惊厥。

②其他原因

新生儿出生时因窒息可致缺氧缺血性脑病或颅内出血；新生儿若不及时喂养容易发生低血糖，当婴幼儿维生素 D 缺乏时可引起低钙血症，还有如中毒（药物或食物中毒、一氧化碳中毒等）及癫痫等，这些情况都可引发婴幼儿惊厥。

③发作诱因

部分婴幼儿惊厥发作有明显的诱因，例如原发性癫痫在突然停药、婴幼儿感染体温升高时易诱发惊厥等。

（3）惊厥的类型

婴幼儿惊厥分为感染性和非感染性两大类。感染性主要由颅内感染（各种病原体引起的脑炎、脑膜炎等）和颅外感染（各种感染造成的高热惊厥和中毒性脑病等）所致；非感染性主要由颅内疾病（如各种癫痫、颅脑损伤、先天性发育异常等）和颅外疾病（如各种中毒、低血钙、低血糖等）所致。

婴幼儿惊厥的类型根据孩子年龄的不同，发病特点也有所不同，而且很多时候，婴幼儿惊厥的症状主要是变化动作没有定型，许多形式可能会交替出现，发生时间长短不一，主要分为五种类型。

①微小发作惊厥：较其他类型更常见，以头面部表现为主，无肢体强直或阵挛，发作时运动现象轻微，抽搐微弱而局限，表现为呼吸暂停、眼球偏斜、眼睑抽动、口唇颤动、吸吮吞咽、瞳孔散大，有时伴有异常的哭笑，或只有植物神经症状，有时则伴有肢体的踏车、跨步、游泳等动作，如图 5-3 所示。

②多灶（游离）阵挛性惊厥：惊厥是一种无序游离的惊厥，发作时阵挛性运动从这个肢体转移到另一肢体，或者从这一侧肢体转到另一侧。长时间的局灶性阵挛运动在其他部位开始前只限于一个肢体或同侧的上下肢，如图 5-4 所示。

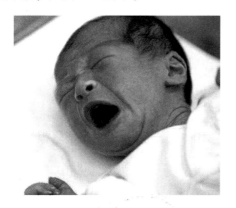

图 5-3　微小发作惊厥

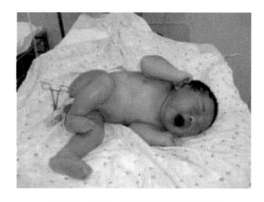

图 5-4　多灶（游离）阵挛性惊厥

③局灶性阵挛性惊厥：惊厥开始于单侧肢体或一侧面部，可延伸至同侧其他部位，一般无意识障碍，发作时可在中央沟附近查到一侧局限性高幅尖波，并可能扩展到同侧半球的邻近区域或对侧。轻微的局限性发作有时不能辨认，如一侧肢体或指（趾）的轻微颤动或强直，肢体的奇特动作，如上肢的摆钟样动作、双下肢的踩踏板样动作等，如图 5-5 所示。

④强直性惊厥：表现为全身伸展和僵硬，伴有呼吸暂停、双眼向上斜视，少数呈全身性强直发作。多见于早产儿，常提示有器质性脑损伤，如图 5-6 所示。

⑤肌阵挛性惊厥：该型临床罕见，常提示弥漫性脑损害，表现为上肢和（或）下肢同时发生的急促的牵拉运动，脑电图常无特殊形态的异常。

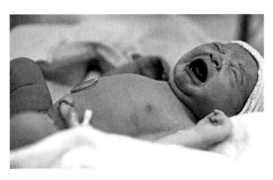

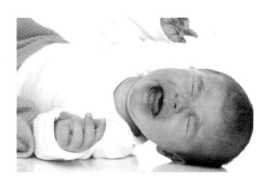

图 5-5　局灶性阵挛性惊厥　　　　　　　图 5-6　强直性惊厥

婴儿惊厥有很多类型，以上五种婴儿惊厥的类型是临床上常见的，因此，一旦发现孩子有不良的症状，就一定要针对孩子的疾病进行积极的检查，并对其进行质量检测，这样才能让孩子健康成长。

（4）惊厥的症状

惊厥发作前可有先兆，但多数情况是突然发生全身性或局部肌群的强直性或阵挛性抽动，双眼凝视、斜视或上翻，常伴有不同程度的意识改变。发作大多在数秒钟或几分钟内自行停止，严重者可持续数十分钟或反复发作，抽搐停止后多入睡。

惊厥发作若持续 30 min 以上或两次发作间歇期意识不能恢复者称惊厥持续状态。

（5）惊厥的伤害

惊厥发作时可造成婴幼儿身体受伤，如出牙的婴幼儿咀嚼肌痉挛抽搐可发生舌体咬伤；抽搐时双手握拳，指甲可将手心皮肤损伤；也可因意识丧失而发生摔伤、骨折等；抽搐持续时间长者可因体内氧消耗过多而造成机体缺氧或出现大小便失禁等现象。

2. 婴幼儿高热惊厥的预防与护理

（1）高热惊厥的特点

高热惊厥是婴幼儿最常见的惊厥，多由上呼吸道感染引起，其特点表现为以下几点。

①主要发生在 6 个月至 3 岁婴幼儿。

②惊厥大多发生于急骤高热开始后 12 h 内。

③惊厥发作时间短暂，在一次性发热性疾病中很少连续发作多次，发作后意识恢复很快，没有神经系统异常体征。

④热退后 1 周作脑电图正常。

⑤如果 1 次发热过程中惊厥发作频繁，发作后昏睡，脑电图持续异常，有癫痫家族史的婴幼儿，则日后可能转为癫痫。

（2）高热惊厥护理的要点

①保持呼吸道通畅

立即平卧，头偏向一侧，松解衣服领扣及裤带，及时清除口、鼻、咽部分泌物，如图 5-7 所示。

②设法迅速控制惊厥

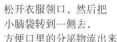

松开衣服领口，然后把小脑袋转到一侧去，方便口里的分泌物流出来

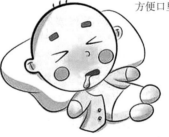

图 5-7　保持呼吸道通畅

惊厥发作时勿强行搬动婴幼儿，就地抢救，保持安静，避免声、光等刺激和一切不必要的检查。

③防止外伤

应在婴儿床的栏杆处放置软性棉垫，移开床上硬物，以防止发生损伤。若患儿发作时倒在地上，应就地将患儿平放，及时将周围可能伤害患儿的物品移开；切勿用力强行牵拉或按压患儿肢体，以免造成骨折或脱臼。对已出牙的婴幼儿可在上下牙齿之间放置牙垫，以防止将舌咬伤。

④一般护理

保持婴幼儿处于安静舒适的环境，室内空气新鲜，温度、湿度适宜，色调柔和。惊厥发作时应暂时禁食，以免发生呕吐引起窒息或吸入性肺炎。惊厥发作控制后要合理安排作息时间，保证充足的睡眠。给予清淡、易消化、营养丰富的食物，少量多餐，合理营养。尽量减少不必要的刺激，以防再次诱发惊厥。

二、高热惊厥急救处理的技能要求

1. 操作准备

用物准备：身体平躺时可垫于身下的清洁布、牙垫（可用小毛巾包裹压舌板替代或其他代用品）、可针刺人中的钝性物品（如金针、圆头发夹等）。

2. 操作步骤

（1）惊厥发生时的现场急救

①婴幼儿惊厥发生时应就地抢救，早教师要保持冷静，立即将患儿安置平卧体位，使患儿头部偏向一侧。

②针刺或指压人中穴位，迅速止惊。

③在婴幼儿口部放置牙垫，牙垫可因地制宜制作，如小毛巾包裹压舌板或牙刷柄或小勺柄等，在无法找到这些代用品时，也可将小毛巾扭成粗大较硬的条索形状，让患儿咬住，防止其将舌咬伤，如图5-8所示。

④拨打120急救电话，将患儿送往医院检查惊厥发生的原因。

（2）惊厥急救后的护理观察

注意观察婴幼儿的体温、脉搏、呼吸、瞳孔和神志的变化。若惊厥持续时间长、频繁发作，呼吸节律慢而不规则、脉搏减慢、双侧瞳孔扩大等，则可能是颅内压增高，应及时将婴幼儿送往医院。

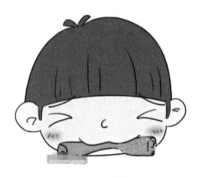

图5-8　防止咬伤方法

3. 注意事项

（1）大多数患儿父母担心惊厥会对婴幼儿脑发育造成影响，易产生焦虑心理，表现出惊慌和不知所措，并采取错误的方式如大喊大叫、摇晃患儿等。因此，早教师应教会患儿家长在婴幼儿惊厥发作时正确的急救方法。对高热惊厥的婴幼儿，应指导家长在患儿发热时及时控制体温，同时做好家长的心理安慰工作。

（2）帮助婴幼儿安排合理的生活作息，注意营养，睡眠充足，酌情参加体格锻炼以增强体质，根据天气变化随时增减衣服，避免着凉引起上呼吸道感染。

（3）嘱咐癫痫患儿家长遵医嘱按时给患儿服药，不能随便停药，以免诱发惊厥。对惊厥发作持续时间较长的婴幼儿，应嘱咐家长日后利用游戏的方式，观察其有无耳聋、肢体活动障碍、智力低下等神经系统后遗症，及时去医院做进一步检查。

任务三　婴幼儿腹泻急症的应急处理与预防

任务描述

　　腹泻是婴幼儿常见的疾病之一，如果不注意日常饮食及护理，往往会导致婴幼儿的身体健康受到危害。

任务分析

婴幼儿腹泻的护理

一、知识要求

1. 婴幼儿腹泻的原因与症状

（1）健康婴幼儿的粪便观察

①胎粪

胎粪是新生儿出生后 12 h 第一次排出的粪便，呈墨绿色，质黏稠，无臭味，持续 2~3 日，逐渐过渡为婴儿粪便。胎粪是由肠道脱落的上皮细胞、浓缩的消化液、胆汁及吞入的羊水组成。

②母乳喂养儿的粪便

单纯母乳喂养儿的粪便呈金黄色，均匀糊状，偶有细小乳凝块，或呈稀薄、绿色，有酸味，不臭，每日排泄 2~4 次。

③人工乳喂养儿的粪便

人工乳喂养儿的粪便呈淡黄色或灰黄色，较干稠，含乳凝块较多、较大，多成形，呈碱性或中性，量多，有明显的蛋白质分解产物的臭味，每日排泄 1~2 次。因牛乳含蛋白质及矿物质较多，易发生便秘，给婴儿添加淀粉类食物可使粪便变软。

④混合喂养儿的粪便

母乳加牛乳喂养儿的粪便与牛乳喂养儿的相似，但较软且黄。添加淀粉类食物可使大便增多，稠度稍减，呈暗褐色，臭味加重。添加谷类、蛋、肉及蔬菜等辅食后，粪便性状接近成年人的，每日排泄 1~2 次。

（2）婴幼儿腹泻的原因

①易感因素

婴幼儿消化系统发育不完善，胃酸和消化酶分泌少，酶的活性低，对食物质和量的变化适应能力差等；婴幼儿生长发育快，需要营养物质相对较多，使消化道负担过重；婴幼儿胃肠道防御功能差（如胃酸少、SlgA 缺乏）等。

②感染因素

肠道内感染和肠道外感染均可引起腹泻。肠道内感染的诱因多是食物污染、饮食不卫生、长期应用广谱抗生素或肾上腺糖皮质激素致肠道菌群失调或机体免疫力低下继发感染等。主要感染的病原：

　　a. 病毒，在婴幼儿腹泻中约占 80%，最常见的是轮状病毒，它是引起小儿秋季腹泻的主要病原体。

　　b. 细菌，最常见的是致腹泻大肠杆菌。

　　c. 肠道外感染如中耳炎、上呼吸道感染、肺炎等均可伴有腹泻，主要由于发热及病原体毒素作用使消化道功能紊乱所致。

③饮食因素

喂养不定时、无规律，食物过量或不易消化，食物成分不合适，如过早喂养大量淀粉或脂肪类食物、突然改变食物品种或骤然断乳等，个别婴儿对牛乳或某些食物成分过敏或不耐受（如双糖酶缺乏）等，也可引起腹泻。

④气候因素

患儿腹部受凉使肠蠕动亢进而发生腹泻；天气过热使消化液分泌减少，引起消化功能紊乱而致腹泻。

（3）婴幼儿腹泻的症状

婴幼儿有咳嗽、发热、咽部疼痛、呕吐、腹痛等；大便每日数次，多为水样便或蛋花汤样便，年龄大些的婴幼儿大便呈喷射状，无特殊腥味及黏液脓血。由于频繁腹泻与呕吐，患儿食欲低下，容易出现不同程度的脱水、酸中毒现象。严重者可出现电解质紊乱。

2. 婴幼儿腹泻的预防与护理

（1）一般预防与护理

生活环境宜保持清洁、舒适，温度、湿度适宜。居室空气流通、清新；婴幼儿的粪便、呕吐物及尿布等应及时清除，避免环境污染引起的不良刺激，让婴幼儿在舒适的环境下生活。

（2）饮食护理

根据患儿病情适当调整饮食，达到减轻胃肠道负担，恢复消化功能及保证营养供给的目的。

①轻型腹泻患儿

继续其日常饮食，暂停辅食。

②重型腹泻患儿

若为母乳喂养则继续喂母乳，暂停辅食；出生6个月以内的人工喂养婴儿，可给予等量米汤或稀释牛乳或脱脂乳，暂停其他食物；出生6个月以上的婴儿可用平常已经习惯的饮食，选用稀粥、面条、蔬菜、肉末等，由少到多，逐步过渡到正常饮食；有严重呕吐者，按医嘱暂时禁食4~6 h（不禁水），呕吐减轻后尽早恢复喂养，但要注意由少量逐渐增多。

③病毒性肠炎患儿

由于双糖酶（主要是乳糖酶）缺乏，应按医嘱暂停乳类喂养，改为豆制代乳品，或发酵乳，或去乳糖乳粉，可减轻腹泻、缩短病程。

④腹泻停止后的护理

腹泻停止后应继续给予营养丰富、易消化的饮食，并每日加餐1次，共2周，保证生长发育所需的营养物质。

（3）臀部皮肤护理

由于频繁的腹泻，粪便刺激肛周皮肤可致臀红，故每次便后用温水清洗、拭干，涂护臀霜或鞣酸软膏，保持会阴部及臀部皮肤干燥、清洁。宜选用消过毒的、质地柔软、吸水性强的尿布，禁用不透气的塑料布或橡皮布，防止红臀发生。若已发生臀红，可暴露臀部。严重者可按医嘱局部涂鱼肝油软膏或氧化锌软膏及其他抗感染药物等。涂抹油类或药膏时，应用棉签在皮肤上轻轻滚动涂药，避免涂擦造成皮肤损伤。

（4）消毒隔离

对感染性腹泻患儿应施行床边隔离；食具、衣物、尿布应专用，对传染性较强的腹泻患儿最好用一次性尿布；护理患儿前、后要洗净双手，防止交互感染。

（5）观察病情与护理

特别注意观察大便的变化，记录大便次数、颜色、性状及量，进行动态比较；按医嘱采集粪便标本及时送检，并注意采集黏液脓血部分，为调整治疗方案提供依据。轻度脱水的患儿，可用口服补液盐溶液调治；脱水严重的，应予静脉输液，以纠正电解质紊乱。

（6）用药护理

①如何用药

a. 采用婴幼儿专业用药

目前已经有专业的药物针对婴幼儿腹泻的复杂病因以及营养流失的特点，具有止泻收敛、助消化、补充营养的综合功效。

b. 选用不利于吸收的药物

由于婴幼儿身体的各组织器官尚未发育完善，肝肾功能尚不成熟，选择成分不利于婴幼儿吸收的药物，更能保障用药安全。

c. 最好选择绿色 OTC 标识的药品

家长自行选购婴幼儿止泻药时可仔细观察药品包装上的药品分类标识，优选绿色 OTC 标识更安心。

②吃什么药

a. 根据婴幼儿不同病情，采用消食化积、疏风散寒、清热利湿、健脾、温肾等功效的药物，如丁香、肉桂、葛根、吴茱萸、白术、淮山药、茯苓等药物。

b. 口服补液的家庭应用：口服中成药，健脾止泻散、肠胃康冲剂等，对那些久泻不愈，或伴有呕吐、吃药困难的患儿，可采用中药敷脐的方法进行治疗。口服补液适用于无脱水或轻中度脱水、呕吐不严重的患儿，有明显腹胀、频繁呕吐、休克、心肾功能不全者及新生儿不宜使用。无脱水的腹泻患儿一般不住院，可在家里口服补液，如 ORS 液，其使用方法见表 5-1；轻中度脱水的患儿需按医嘱应用 ORS 液及时缓解脱水。在口服补液过程中，如呕吐频繁或腹泻、脱水加重者，应及时送往医院。

表 5-1 各年龄 ORS 液用量

年龄/周岁	每次腹泻后服用量/mL	应提供的量/（mL/日）
<2	50~100	500
2~10	100~200	1 000

c. 也可选用不同的药物组合，研成细末，用黄酒调匀如膏状，敷于肚脐处，盖上医用胶贴，次日揭去，用温水清洗后再敷新药。每天 1 次，3 天为一个疗程。

二、技能要求

腹泻婴幼儿口服补液的喂服

1. 操作准备

（1）环境与个人准备

保持室温 22 ℃、湿度 55%~65%。做好个人准备，如头发束起，修剪指甲，去除首饰、手表，并洗手等。

（2）用物准备

ORS 液、小碗、温开水、搅拌棒、小勺。

2. 操作步骤

（1）安抚情绪

用玩具逗引婴幼儿，使其保持情绪愉快。

（2）口服补液的稀释配制

将 ORS 粉剂倒入小碗中，然后加入温开水，用搅拌棒拌匀。

（3）口服补液的喂服

用小勺喂服婴幼儿。2 岁以下的婴幼儿每 1~2 min 喂 5 mL（约 1 小勺）；年长婴幼儿可用杯子少量多次直接饮用；若婴幼儿呕吐可停 10 min 后再慢慢喂服，每 2~3 min 喂 5 mL。

3. 注意事项

（1）ORS 液一般在婴幼儿每次稀便后服用。服用 ORS 液期间应让婴幼儿适当多饮温开水，防止高钠血症的发生。

（2）严密观察病情，如婴幼儿出现眼睑浮肿，应停止服用 ORS 液，改用白开水或母乳。

思考与练习

一、简答题

1. 预防新生儿感染与护理有哪些要点？

2. 发生高热惊厥的原因及症状有哪些？

3. 婴幼儿的正常粪便性状有哪些？

4. 发生婴幼儿腹泻的原因及症状有哪些？

二、操作题

1. 物理降温的常用方法有哪些？正确操作酒精擦浴降温的流程是怎样的？

2. 如何对高烧惊厥婴幼儿进行护理？

3. 如何对腹泻婴幼儿进行口服补液的护理？

第三模块　婴幼儿意外伤害的应急处理与预防

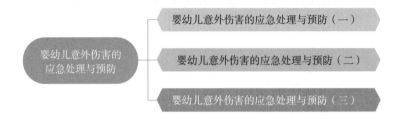

婴幼儿发生意外应尽可能避免，这就要求早教师提高防范意识，增强意外伤害的预防与处理，从而减少意外伤害或降低意外伤害的严重性。本模块比较全面地介绍了婴幼儿意外伤害的预防与处理，通过学习此模块，早教老师要善于运用所学知识加强预防保健，同时也要在工作中敏于观察、善于积累，及时发现婴幼儿的各种异常情况，及时就诊，保证婴幼儿健康成长。

单元六　婴幼儿意外伤害的应急处理与预防（一）

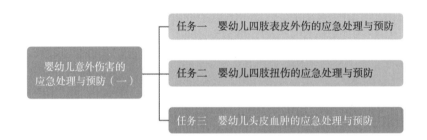

学习并掌握 0~3 岁婴幼儿四肢表皮外伤、四肢扭伤、头皮血肿等的应急处理与预防。

学习目标

知识目标

1. 了解意外伤害的概念及发生原因；
2. 了解四肢表皮擦伤常见部位及表现；
3. 了解四肢扭伤的原因及表现；
4. 了解头皮血肿发生的原因。

能力目标

1. 熟悉意外伤害救护的程序；
2. 能完成四肢表皮擦伤及其少量出血的处理（清洁、消毒、止血、涂药）；
3. 能完成四肢扭伤后的冷敷处理；
4. 了解头皮血肿的临床特点并能完成头皮血肿的急救处理。

情感目标

热爱保育事业。

任务一　婴幼儿四肢表皮外伤的应急处理与预防

任务描述

认识意外伤害的概念及发生原因，同时婴幼儿活泼好动，日常生活中经常会磕碰破皮，如果处理不当，会给日后生活留下后患。因此，要做好婴幼儿四肢表皮外伤的应急处理与预防。

任务分析

知识要求

1. 意外伤害的概念及发生原因

（1）意外伤害的概念

意外伤害是在预料之外的情况下，由于某种原因而发生的损伤或灾害。例如，由于成年人疏忽造成孩子从床上跌下，洗澡时水温过高造成的烫伤，等。加强安全意识和防范措施，可防止或减少意外伤害。

（2）导致意外伤害的危险因素

①婴幼儿自身的原因

婴幼儿自身的原因有危险意识差、逃避能力差，生性活泼好动、好奇心强，皮肤娇嫩、颅骨脆薄，容易造成意外伤害，甚至会造成终身残疾。

②环境因素

环境因素：居室内不安全因素，如地面光滑、家具边角尖锐、电源插座位置太低等；玩具有尖锐的边口，或可拆卸成细小能吞咽的玩具；窗户没有插销和栏杆；家用物品管理不善，打火机、火柴、热水瓶、剪刀等没有保管好，或热水瓶、饮水机放置在婴幼儿能触及的地方；等。

③其他因素

易造成婴幼儿意外伤害的因素还有：婴幼儿疲劳、生病或者饥饿；父母亲情绪不稳定，尤其疲倦、睡眠不良；婴幼儿特别好动；家庭成员间关系不和睦；婴幼儿到危险的地方玩耍；使用的设备不符合安全要求；外出度假，使婴幼儿生活环境发生改变；等。

2. 意外伤害救助程序

（1）熟记急救电话

早教师需要熟悉附近的急救中心、医院及其相关信息，主要有电话号码、地址、交通路线等。紧急时需迅速拨打"110""120"等应急电话。

（2）建立家庭急救电话联系卡

根据家庭所在地区的医疗、救护情况，建立家庭急救电话联系卡。需要的信息有婴幼儿监护人的基本信息和联系方式、发生意外情况下的联系方式和急救方法，如果已知婴幼儿有特殊的疾病或其他状况，需知道从何处可寻求及时的帮助或处理。联系卡需放置在醒目、易获取的地方。

（3）配备家庭急救箱

家庭急救箱可提供最基本的急救与护理，如体温计、绷带、纱布块、药棉、创可贴、止血带、别针、烫伤药膏、剪刀、镊子、冰袋、双氧水、安尔碘等。

婴幼儿四肢表皮外伤的预防与护理

知识要求

1. 概念

外伤包括表皮擦伤、挫裂伤、刺伤等，以肘部、手掌及膝关节处为多见。

（1）擦伤。小儿最常见外伤，一般仅表皮受损，伤势较轻，在家治疗就可以了。对于表浅、面积小的伤口，可予碘伏或消毒酒精涂擦创伤皮肤，外涂红霉素软膏，干净纱布包扎。若伤口无红肿、疼痛感染现象，1~2天后再消毒伤口一次，更换清洁纱布。如擦伤面积大，表面沾有土块、沙粒等，或组织碎裂明显、面部重要部位擦伤，上述简单处理后，尽快去医院。

（2）刺伤。被钉子、针、玻璃片刺伤，伤口小而深，细菌、污物不易排出，脏的竹木片、生锈的钉针有引发破伤风的危险，要及时就医。在到医院前可做一些简单处理：如果伤口外面没有残留刺伤物，可以挤压伤口，流出一些污血，再涂擦碘伏或消毒酒精，干净纱布包扎。若伤口上有刺伤物，可用镊子轻轻夹出，之后再按上述方法处理。

（3）挫裂伤。小儿跌跤碰触桌椅边缘或被刀、剪等锋利器物割伤皮肤后，伤口较深，出血多，或累及神经、肌肉。尤其被脏的、生锈的锐器割伤或头面部伤口有可能感染破伤风杆菌，此时需及早带孩子去医院清创缝合，并注射破伤风抗毒素。

（4）挤压伤或砸伤。被门窗挤压或被重物砸伤后出现的表皮破损。

2. 四肢表皮外伤的预防

（1）不要让幼儿拿玻璃瓶或者是玻璃杯到处走动，以免摔破导致划伤。

（2）不要让幼儿玩小刀、剪刀和边缘锋利的玩具。

（3）不要把椅子放在窗前，防止幼儿爬上去，从窗户掉下去。

（4）5~6个月的婴儿就有翻身的能力，因此不要把婴儿放在床沿等容易摔下的地方，避免孩子摔伤。

（5）不要让孩子拿铅笔、筷子、棍棒等东西或者是含在嘴里面，防止跌倒后造成危险。

3. 四肢表皮外伤的急救措施

（1）瘀伤。常见于孩子摔倒或碰撞时出现瘀伤，这是由皮下出血引起的皮肤色变，在皮肤表面形成肿块。

处理措施：瘀伤通常能自愈。但家长可以采取一些措施，帮助孩子减轻疼痛或肿胀。在创伤发生24 h内，用冰袋冷敷患处，每15 min一次。如果孩子瘀伤比较严重，或者出现持续疼痛，可以在医生的指导下给孩子服用对乙酰氨基酚等解热镇痛药。

（2）擦伤。孩子摔跤时常常会蹭破皮肤，有的还会轻度出血，即是擦伤。

处理措施：如果孩子的膝部和肘部有擦伤，可以用清水轻轻冲洗受伤部位，并使用性质温和的肥皂清除污垢，然后用碘伏消毒，不要使用酒精或者碘酒，因为会产生刺痛。可以用创可贴暂时贴住伤口止血，如果几分钟后仍不能将伤口冲洗干净，或者出血不止、有感染迹象（充血、肿胀、化脓），要及时就医。

（3）刺伤。孩子被细长的玻璃片、针、钉子、刺刀、木刺等所刺后伤口一般较小且较深。有感染破伤风的风险，因此应尽早到医院处理。

送孩子去医院前，先做一些简单的处理：首先要了解伤口是否残留有刺伤物，如果没有刺伤物，可以首先挤压伤口，让它流出一些血液，再外用双氧水、生理盐水冲洗，然后外涂碘伏。如果仍有残留的刺伤物，可以用消毒后或火烧后的镊子取出，再按上述方法处理伤口。

（4）挤压伤或砸伤。被门窗挤压或被重物砸伤后，处理措施如下：

轻度的仅有红肿疼痛，若无皮肤破损，可局部冷敷观察；若有皮肤破损，则按上述擦伤处理。重度的损伤疼痛剧烈，皮肤瘀青、破裂，应赶快冰水冷敷，尽快去医院拍片看有无骨折。

4. 注意事项

（1）婴幼儿四肢外伤后，需要及时抱起婴幼儿，安抚其情绪。待检查处理伤口后，进行全身观察，若出现异常如外伤后呕吐、烦躁、精神萎靡，必须及时送医院。

（2）一般来说，根据孩子皮肤破损的程度和部位不同，应采取不同的办法。如果皮肤破损程度不大，只是小擦伤、裂伤或轻度烧烫伤，可以直接暴露伤口；如果受伤部位在颜面部、会阴部，一般也应直接暴露伤口，以免影响伤口愈合；如果受伤部位是手掌、脚部等易摩擦的部位，或伤口较深，建议用消毒纱布包扎。渗液较多的伤口应每天更换纱布敷料，一般伤口可 2~3 天更换一次。只有保持伤口清洁、干燥，才能保证消毒安全，减少感染风险。

（3）用酒精、双氧水等消毒剂清洁伤口时要注意，酒精和双氧水对正常组织均有较强的刺激性。酒精可能会损伤正常组织，双氧水因其强氧化作用，可能会烧灼皮肤，都不建议常用。清洁孩子的伤口最好用碘伏或活力碘、络合碘等性质温和，对组织刺激性小的消毒剂，并结合创用生理盐水冲洗。碘伏可用于皮肤、黏膜的消毒，对于擦伤、裂伤、挤压伤、烧烫伤等一般外伤效果也好。

二、婴幼儿四肢表皮擦伤处理的技能要求

1. 操作准备

（1）环境与个人准备

保持室温 22 ℃，相对湿度 55%~65%。做好个人准备，如束起头发，修剪指甲，去除首饰、手表，并洗手等。

（2）用物准备

棉签、凉开水或生理盐水、3%双氧水、安尔碘、消毒纱布、手纸、污物桶。

2. 操作步骤

（1）安抚情绪

转移受伤婴幼儿的注意力，保持其情绪稳定。

（2）观察伤口

抱起婴幼儿，观察其全身及皮肤伤口状况。

（3）清洁伤口

用棉签蘸凉开水或生理盐水擦洗伤口周围皮肤 2 遍，再用棉签蘸凉开水或生理盐水由里向外擦洗伤口及其周围皮肤 2 遍。

（4）消毒伤口

用棉签蘸 3%双氧水由里到外消毒伤口及其周围皮肤 2 遍。

（5）伤口涂药

用棉签蘸安尔碘或碘伏等由里向外涂抹伤口及其周围皮肤 2 遍。若伤口有少量出血，可用消毒纱布压迫止血后，再上药。

3. 注意事项

若伤口处有泥沙及其他污物应彻底冲洗干净。若泥沙嵌入皮肤应去医院就诊做清创处理。

任务二　婴幼儿四肢扭伤的应急处理与预防

任务描述

日常生活中，小儿在活动时经常发生一些扭伤或拉伤，如"崴脚""戳手"，即踝关节、腕关节的扭伤。在外力作用下，关节骤然向一侧活动而超过其正常活动度时，引起关节周围软组织如关节囊、韧带、肌腱等发生撕裂伤，称为关节扭伤。轻者仅有部分韧带纤维撕裂，重者可使韧带完全断裂或韧带及关节囊附着处的骨质撕脱，甚至发生关节脱位。因此，要求早教师具备婴幼儿四肢扭伤外伤的应急处理与预防知识。

任务分析

婴幼儿四肢扭伤的初步急救处理

一、知识要求

1. 四肢扭伤的概念及其发生原因

（1）扭伤的概念

扭伤是指四肢关节或者躯干的软组织损伤，具体表现为损伤部位疼痛肿胀、活动受限。扭伤多由于剧烈运动、肌肉承受超荷负重、不慎跌倒等原因，导致某一部位的软组织受损，周围毛细血管破裂，从而出现淤血、疼痛红肿等现象。

（2）四肢扭伤发生的原因

婴幼儿在活动中用力不慎可产生肢体扭伤，发生扭伤的部位大都在关节处，如腕关节、踝关节等。

2. 四肢扭伤的临床症状

扭伤时皮肤无破损，但局部疼痛、红肿，影响肢体正常走、站、撑等动作。临床表现为关节扭伤，受伤部位常有运动功能的改变，一般会出现以下4种情况。

（1）疼痛：扭伤部位出现胀痛、热痛、撕裂样疼痛，局部肌肉有压痛。活动时疼痛加剧。注意疼痛、压痛点的位置。

（2）肿胀：关节扭伤部位出现不同程度肿胀，注意查看肿胀的程度，关节是否畸形，如图6-1所示。肌肉拉伤则肿胀不明显。

（3）瘀血：扭伤部位出现不同程度瘀血，表现为局部青紫或红紫，如图6-2所示。常出现在受伤关节处。

（4）运动障碍：伤侧疼痛不能正常走、站、撑。检查扭伤程度，将踝关节内翻，检查外侧韧带损伤程度（足内翻时，踝关节外侧活动范围是否变大或松动）；再将踝关节外翻以检查内侧韧带损伤程度，如图6-3所示。

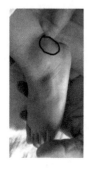

图6-1　肿胀

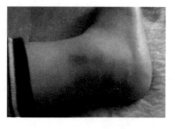

图6-2　瘀血

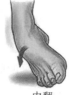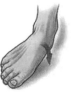

内翻　　　外翻

图6-3　判断扭伤程度

3. 四肢扭伤的预防

（1）孩子玩耍时不要离开监护人视线，如图6-4所示。

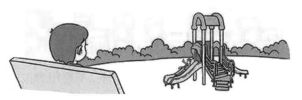

图6-4 大人看护

（2）不要让宝宝玩剧烈的运动和游戏。

（3）室内楼梯、台阶要安装防滑条、宝贝上下楼梯要有人搀扶。

（4）有过扭伤经历的婴幼儿，更应特别注意安全，以防再次扭伤。

（5）其他危险因素：如卷起的地毯，暴露的电线，栏杆间距宽大的阳台和楼道等；在洗手间，洗手盆前和楼梯等处放上防滑垫；不要给幼儿用有滑轮的学步车；对孩子经常活动的场地要检查是否安全，如地面是否平整；对幼儿穿成人或大龄儿童的拖鞋玩耍时，不要置之不理，要及时阻止；在儿童骑车、溜冰时，要准备防护用具如头盔和护膝等。

4. 四肢扭伤的处理

（1）冷敷的基本知识

冷敷的原理是使受伤部位血管收缩，减少出血。婴幼儿肢体扭伤后可采取冷敷的方法，用2块小毛巾浸泡在冷水中交替使用，每隔2~3 min替换毛巾。或用热水袋灌入2/3袋冷水，去除多余气体，放置于扭伤部位，接触皮肤有凉感，达到冷敷的作用。冷敷1 h左右即可。

（2）热敷的基本知识

若发生扭伤24小时后局部仍有红肿、疼痛，可改用热敷。热敷的原理是扩张血管，促进血液循环，促进康复。

（3）婴幼儿关节扭伤的急救处理步骤（RICE步骤），如图6-5所示。

发生关节扭伤之后，如处理得当，受伤组织可以修复，恢复运动功能。急救可按国际通用的RICE步骤进行处理。

休息（rest）：扭伤之后立即停止运动，坐下或躺下休息，将扭伤部位的衣物或鞋带松解。后期也应充分休息，避免重体力活动给断裂或损伤肌腱的恢复带来新的伤害。

冷敷（ice）：用冰水或冰袋冷敷伤处，持续15~20 min，在24 h内间隔冷敷3~5次，热敷或喷洒药物应在受伤24 h后，可喷洒止痛活血化瘀的气雾药品。

加压包扎（compress）：用纱布绷带在受伤部位加压包扎可减轻水肿，怀疑骨折者需用夹板固定受伤部位。

抬高肢体（elevate）：坚持睡觉时抬高受伤肢体1周左右，可以减少渗出与出血，缓解肿胀等症状。

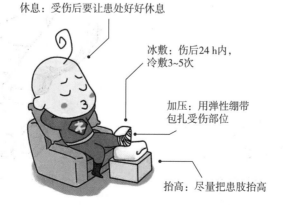

图6-5 婴幼儿关节扭伤的急救处理步骤（RICE步骤）

5. 注意事项

（1）如只是轻度扭伤，可继续冷敷并施以压迫性包扎，抬高患肢。如属较严重之扭伤，则应送医院治疗。

（2）受伤痊愈前不要继续运动，不要用力按摩、搓揉，以免加重损伤或造成陈旧性伤害，使关节扭伤反复发作。

（3）特别注意：先冷后热。受伤 24 h 内冷敷，可减缓炎性渗出，有利于控制肿胀，之后转为热敷，加速血液循环。两者切不可颠倒，否则会加剧炎性渗出，导致剧烈肿胀，而且伤处恢复较慢。

（4）扭伤处如有出现皮肤擦伤，则不能使用红花油、活络油等，防止对伤口造成刺激感染。

二、四肢扭伤初步处理的技能要求

1. 操作准备

（1）环境与个人准备

保持室温 22 ℃，相对湿度 55%~65%。做好个人准备，如束起头发，修剪指甲，去除首饰、手表，并洗手等。

（2）用物准备

盛有冷水的小面盆、2 块小毛巾、1 块中毛巾、热水袋、60 ℃ 温水、冷水壶。

2. 操作步骤

（1）安抚婴幼儿情绪

与婴幼儿沟通，保持其情绪稳定。

（2）观察扭伤状况

抱起婴幼儿，检查其全身及四肢动作、活动，观察扭伤程度。

（3）冷湿毛巾冷敷，如图 6-6 所示

小面盆内放置冷水。将 1 块小毛巾浸湿后略拧干，然后敷于扭伤处，2~3 min 后替换另一块小毛巾冷敷于扭伤处。

（4）热水袋热敷，如图 6-7 所示

①打开热水袋盖子，往里吹气，再拧上盖子，并确定热水袋完好无损、无老化。

②打开热水袋盖子，一手提起热水袋一侧口沿，另一手灌入 60 ℃ 的温水至 2/3 袋。

③去除多余气体，拧上盖子，倒提热水袋，确定无漏水。

④用中毛巾包裹热水袋，放置于扭伤处。

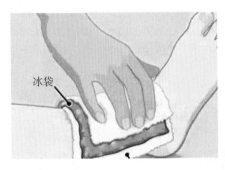

图 6-6　扭伤冷敷

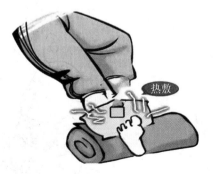

图 6-7　扭伤热敷

3. 注意事项

如局部疼痛严重，或有其他异常情况，应及时去医院就诊。

任务三　婴幼儿头皮血肿的应急处理与预防

任务描述

新生儿期出现头皮血肿的情况比较常见，特别是顺产的孩子，更容易由于产道的挤压或者产钳的损伤而导致出现头皮血肿的情况。出现头皮血肿，绝大多数情况下都是可以逐渐被吸收的，并不会对脑部产生太大的影响，一般是不要紧的。但是如果出现了比较明显的头皮血肿，也有可能会伴随着颅脑的损伤，所以也需要引起重视，密切观察一下孩子的具体情况，做好婴幼儿头皮血肿的应急处理与预防。

任务分析

婴幼儿头皮血肿的急救处理

一、知识要求

1. 血肿的概念及发生原因

（1）血肿的概念

血肿是皮下小血管破裂、血液渗出到组织液中引起局部皮肤水肿，外观呈肿块状。

（2）血肿发生的原因

血肿常因婴幼儿意外跌伤、摔伤、碰伤等引起，最常见的部位是头皮。

2. 头皮血肿的临床症状

婴幼儿外伤后头颅上凸起了肿块，用手轻轻触摸有液体波动感，如图6-8所示，这种情况说明可能有内出血即头皮血肿，而皮肤没有破损或仅擦伤一点表皮，这表明症状并不严重，是头皮下小血管破裂所致。

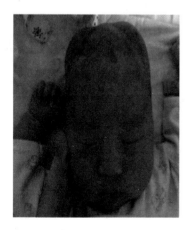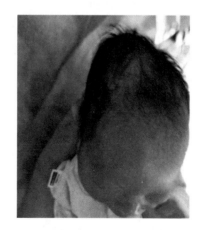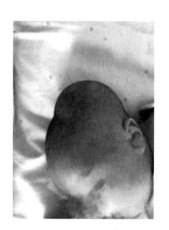

图6-8　婴幼儿头皮血肿的临床症状

头皮通常分为五层，由外向内分别为皮层、皮下层、帽状腱膜层、腱膜下层及骨膜层。头部外伤后头皮血管破裂形成的血肿，因部位不同，通常可分为头皮下血肿、帽状腱膜下血肿和骨膜下血肿。

（1）头皮下血肿：因皮下层组织与皮层和帽状腱膜层之间的连接紧密，故在此层内的血肿不易扩散而范围较局限。血肿周围软组织肿胀，触之有凹陷感，易与凹陷骨折混淆，有时需头颅X线摄片检查才能确症。

（2）帽状腱膜下血肿：由该层内小动脉或导血管破裂引起。帽状腱膜下层疏松，血肿易于扩展甚至蔓延至整个帽状腱膜下层，含血量可多达数百升。

（3）骨膜下血肿：多见于钝器损伤时因颅骨发生变形或骨折所致。如婴幼儿乒乓球样凹陷骨折和成年人颅骨线形骨折后常并发此类血肿。由于骨膜在颅缝处附着牢固，故血肿范围不超过颅缝。在婴幼儿，陈旧性血肿的外围与骨膜可钙化或骨化，乃至形成含有陈旧血的骨囊肿。

3. 头皮血肿的预防与护理

（1）疼痛护理：伤后 48 小时内冷敷可减轻疼痛，疼痛剧烈者可遵医嘱适当给予止痛药物。

（2）心理护理：头皮血肿婴幼儿因意外受伤，局部疼痛而产生焦虑、恐惧心理，早教师应安慰小儿，给予及时妥善的治疗、处理，以减轻小儿的恐惧。

（3）饮食护理：早期应避免进食辛辣刺激性食物，以免扩张头部血管，加重出血。

（4）体位：自动体位，避免出血部位受压。

（5）密切观察病情变化：婴幼儿巨大帽状腱膜下血肿可导致休克发生，应密切观察其神志、瞳孔、生命体征变化，发现异常及时汇报。同时做好休克相关护理，如平卧、保暖、吸氧等。

4. 头皮血肿的应急处理

（1）发生头皮血肿的当时，切忌用跌打药酒涂搽血肿局部或按揉推拿，这样会使出血更厉害。可在局部用纱布绷带加压包扎或用冰块、冰水外敷，以促使血管收缩，阻止继续出血。

（2）24 h 后可涂跌打药酒、红花油，以及用热敷促进血肿吸收。较小的血肿几天后能吸收而愈。

（3）大血肿不易吸收，可剃去头发，局部消毒后用注射针反复穿刺抽出积血，但禁止自行用针随便穿刺放血，应由医生进行处理。

（4）巨大血肿，用上述方法治疗无效时，应送医院手术切开止血，如血肿感染化脓，应手术切开上药治疗。

（5）发生头皮血肿，还应警惕有无颅内血肿、脑震荡或脑挫伤等发生。

5. 头皮血肿的应急处理注意事项

（1）发生头皮血肿时应立即抱起婴幼儿，观察婴幼儿的面色及检查全身损伤状况。不能用手揉血肿部位，越揉头皮下血肿越大，出血越多，疼痛越强烈。

（2）要让患儿安静休息，24 h 内仔细观察病情变化，如发现有越来越明显的头痛、恶心、呕吐、烦躁不安或逐渐失去意识，瞳孔不等大，耳、鼻出血等症状出现，就不是简单的头皮血肿问题了，应及时请医生或送医院进一步诊治。

二、头皮血肿急救处理的技能要求

1. 操作准备

（1）环境与个人准备

保持室温 22 ℃，相对湿度 55%～65%。做好个人准备，如束起头发，修剪指甲，去除首饰、手表，并洗手等。

（2）用物准备

冰块若干、包裹冰块的毛巾、盛有冷水的小面盆、2 块小毛巾、冷水壶、纱布、绷带。

2. 操作步骤

（1）安抚婴幼儿情绪

发生头皮血肿时应立即抱起婴幼儿，与婴幼儿沟通，保持其情绪稳定。

（2）血肿处理前观察

观察婴幼儿的面色及检查全身损伤状况。

（3）冰块冷敷

①方法1：冰块冷敷。立即从冰箱中取出冰块，用毛巾包裹后敷在血肿处，如图6-9所示。

②方法2：冷湿毛巾冷敷。小面盆内放置冷水。用一块小毛巾浸湿后略拧干，然后敷于血肿处，隔2~3 min后替换另一块小毛巾冷敷于血肿处，如此交替。冷敷的时间约20 min，如图6-10所示。

（4）局部加压包扎

将纱布放在血肿处，再用绷带缠绕包扎，如图6-11所示。

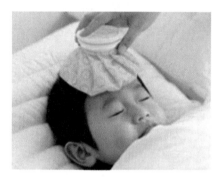

图6-9 冰块冷敷

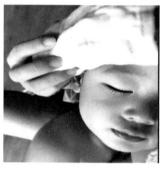

图6-10 冷湿毛巾冷敷

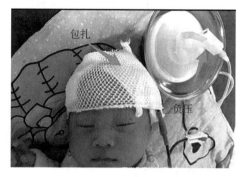

图6-11 局部加压包扎

（5）血肿处理后观察

观察婴幼儿有无呕吐、烦躁、头痛、嗜睡等，以及有无血肿部位出血不止等情况，如有异常情况要及时送医院就诊。

3. 注意事项

发生血肿后不能用手揉血肿部位，以免引起更多出血及使疼痛强烈。严密观察血肿情况，24 h后用热敷散淤。

单元七　婴幼儿意外伤害的应急处理与预防（二）

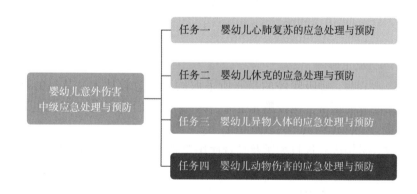

学习并掌握0~3岁婴幼儿心肺复苏、休克、异物入体、动物伤害等的应急处理与预防。

学习目标

知识目标

1. 熟悉并掌握心肺复苏的意义及原则;

2. 熟悉休克的原因与症状;

3. 熟悉婴幼儿咽喉会厌软骨与气管、食管的解剖特点;

4. 掌握气管异物的预防要点;

5. 了解狂犬病病毒的生物学特性及狂犬病的症状。

能力目标

1. 能进行心肺复苏操作;

2. 能对休克进行初步急救;

3. 能完成气管异物发生时的急救处理;

4. 掌握蜂蜇伤的临床特点并能完成蜂蜇后的急救处理;

5. 掌握婴幼儿被狗咬伤时的初步急救。

情感目标

热爱保育事业。

任务一　婴幼儿心肺复苏的应急处理与预防

任务描述

因为心跳、呼吸骤停发生的瞬间是最危险和最关键的时刻,时间就是生命,抢救开始时间越早,抢救成功率越高。早教师需要学会基本的心肺复苏技能,以便应对突发事件。

任务分析

婴幼儿心肺复苏

一、知识要求

1. 心肺复苏的概念及发生原因

心肺复苏就是为挽救心跳、呼吸骤停的患儿所采取的一项急救技术,其目的是通过急救人员的努力,使患儿的心、肺功能恢复正常,挽救患儿生命,并力求不留下任何影响患儿生活质量的后遗症。

2. 心肺复苏急救的分类

心肺复苏根据抢救人员构成、抢救场所及是否使用抢救仪器分为现场心肺复苏和院内心肺复苏。现场心肺复苏又称为初级生命支持或基础生命支持。初级生命支持(现场心肺复苏)是指由非医务人员在发病现场进行的徒手抢救;医院内由医务人员进行的心肺复苏又称为高级生命支持或进一步生命支持。

初级生命支持与高级生命支持具有同样重要的作用,缺一不可。因为心跳、呼吸骤停发生的瞬间是最危险和最关键的时刻,时间就是生命,抢救能否成功就取决于初级生命支持和高级生命支持开始的时间。抢救开始时间越早,抢救成功率越高。

3. 心肺复苏急救的原则

心、肺复苏应同步进行。现场抢救成功后,应迅速妥善地将患儿转送医院继续抢救。

4. 心肺复苏的初级急救措施

抢救不是单纯指由医务人员在医院内对患者所采取的抢救措施，而是包括由非医务人员在发病现场对患者所采取的最初级、最基本的心肺复苏术。具体地说，现场心肺复苏包括畅通呼吸道、口对口人工呼吸和胸外心脏按压三个部分，它是在挽救生命的最重要阶段，对伤、病员所采取的最基础的生命支持，无须任何设备，所有人群均应掌握。

5. 心肺复苏初级急救的注意事项

婴儿、儿童与成年人现场心肺复苏的内容虽然相同，但方法、位置、频率等有所不同。

二、心肺复苏前急救操作的技能要求

1. 操作准备

首先拨打120电话求救，并立即进行体位准备。将患儿仰卧放于硬板床上，头部稍低。两臂放于身旁两侧。

2. 操作步骤

（1）判断、呼叫患儿

①意识判断。轻拍或摇动患儿并大声呼唤，如确无反应，说明患儿已丧失意识。

②呼吸判断。早教师耳朵贴近患儿口鼻部，侧耳细听呼吸声或感觉有无气流从口鼻呼出，同时双眼注视胸部有无起伏，如图7-1所示。

③脉搏搏动判断。触摸颈动脉搏动。触摸脉搏不少于5～10 s。当摸不到脉搏搏动时，即可确定心脏停搏。必须注意的是，若对尚有心跳的患儿进行胸外心脏按压，反而会导致其心搏停止。一经确认患儿意识丧失、呼吸心跳停止，应立即进行抢救。

（2）开放气管通道

采用仰头抬颌法，早教师一手掌按压患儿前额，使头后仰15°，另一手将患儿的口张开，将食指、中指放在下颌骨处抬高下颌，伸直颈部，使气道开放，如图7-2所示。对于婴儿不可过度伸直颈部，以免气管受压变形影响通气。

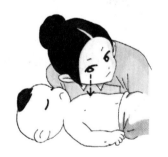 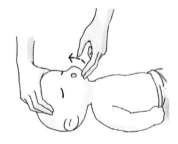

图7-1　呼吸判断　　　　　图7-2　开放气管通道

（3）口对口人工呼吸

立即进行口对口呼吸。救助2岁以下的婴幼儿时，应采用口对口、鼻的方法；救助2岁以上的婴幼儿时，采用口对口的方法。抢救者深吸一口气，用口盖严患儿口腔，捏紧鼻孔，缓慢、有力、匀速地吹气，以患儿胸部稍膨起为宜，随之放松鼻孔，让患儿肺部气体排出，如图7-3所示。速度为每3 s 1次，每隔4次一组后，应检查婴幼儿是否恢复呼吸。

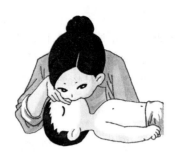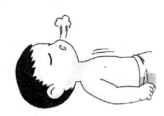

图7-3　口对口人工呼吸

（4）胸外心脏按压（2岁以下、2岁以上）

心跳、呼吸骤停往往互为因果，所以心脏与呼吸复苏两者应同时进行。最好有两人配合，一人负责胸外心脏按压，另一人负责呼吸，心脏按压5次，人工呼吸1次。如仅一人抢救时，也应尽量按5：1比例交替进行。

①救助2岁以下的婴幼儿时，应用一手垫着背部，支撑起婴幼儿的头颈部，用另一手的两个手指按压胸骨下部的位置，每分钟100次，压下的深度为1.5~2.5cm，1次呼吸配合3次按压，如图7-4所示。

②救助2岁以上的幼儿时，将幼儿放于硬板床上，一手掌根部轻压胸骨下部，如图7-5所示，每分钟100次，压下的深度为2.5~3.5cm，1次呼吸配合3次按压。

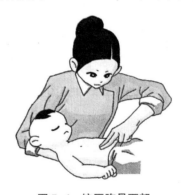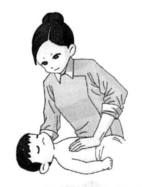

图7-4　按压胸骨下部　　　　　图7-5　掌根部轻压胸骨下部

按压放松过程中，手指不离胸壁，按压有效时可摸到大动脉搏动。胸外心脏按压30 s后评估心率恢复情况。

（5）观察并与急救中心120救护接洽

心肺复苏同时要密切观察患儿呼吸、心脏搏动是否恢复，并同时与120救护接洽。

3. 注意事项

（1）呼吸、心跳骤停一经确定，应分秒必争积极抢救，必须在4 min内建立人工循环，因无氧代谢的脑细胞4 min后即死亡。一般常温下心搏、呼吸停止4~6 min大脑即会发生不可逆的损害，即使复苏成功也会留有严重的神经系统后遗症。

（2）胸外心脏按压部位要正确，手法应平稳、有规律，用力不可过猛，以免引起肺、肝、胃破裂。做胸外按压时，两手掌根部重叠于胸骨中、下1/3交界处，要求：①按压时手指必须向上抬起，不能触及患者的胸壁；②按压过程中，双手肘关节必须伸直，利用身体重力垂直向下按压。

（3）基础生命急救不能因任何理由中断5 s以上，必须持续进行，直至心跳、呼吸恢复或医生宣告患儿死亡。

任务二　婴幼儿休克的应急处理与预防

任务描述

婴幼儿休克会影响全身的血液循环，导致各个脏器衰竭，甚至死亡。所以掌握婴幼儿休克的初步急救操作非常重要。

任务分析

婴幼儿休克急救

一、知识要求

1. 休克发生原因

在婴幼儿发生急性损伤（即伴有大量的出血、严重的烧伤、反复的呕吐、严重的腹泻、极度的疼痛或恐惧）时，容易发生休克。归纳起来主要有两类：

（1）全身血容量减少。如大出血、溶血、严重吐泻而脱水，全身血液循环量减少，当然器官组织中血液量也大大减少，因而影响器官的各种生理功能。

（2）血容量虽然没有明显减少，但由于严重感染，细菌毒素使全身中毒；或者由于药物、吸入、食入过敏原而致全身严重过敏反应；也可由于外伤以后剧烈疼痛刺激神经引起的剧烈反应；也可由于急性病毒性心肌炎引起心脏功能衰竭等。这些又分别称为感染性休克、过敏性休克、心源性休克等。婴幼儿最常见的是感染性休克，几乎所有严重感染都可引起休克，如败血症、大叶性肺炎、暴发性流行性脑脊髓膜炎、中毒性痢疾等。

2. 休克的主要症状

休克的主要症状为皮肤苍白、发冷、皮肤潮湿、呼吸短促、打哈欠、发叹息声、恶心、呕吐，严重时失去知觉，如图7-6所示。如果怀疑婴幼儿休克，在救助的同时应立刻与120急救中心联系。

3. 休克的预防

主要预防导致休克的各种病因、原发疾病的积极诊治，如控制感染、败血症、脱水、过敏反应、心肌损害、心律失常、张力性气胸、严重贫血等，如能及时控制上述病情并促进恢复，则可有效预防休克的发生。

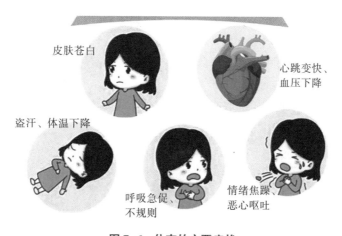

皮肤苍白

心跳变快、血压下降

盗汗、体温下降

呼吸急促、不规则

情绪焦躁、恶心呕吐

图7-6　休克的主要症状

4. 休克的急救措施

（1）平卧位处理

平卧位，下肢应略抬高，并解开患儿衣服、领扣、裤腰带，以利于静脉血回流。如呼吸困难可将头部和躯干适当抬高，以利于静脉血回流。给予吸氧，必要时应人工辅助通气。

（2）保持呼吸道通畅

保持呼吸道通畅，尤其是休克伴昏迷者。方法是将患儿颈部垫高，下颌抬起，使头部后仰，同时偏向一侧，以防呕吐物和分泌物误吸入呼吸道。

（3）补充血容量

及时恢复血流灌注，是抗休克的基本措施。必须迅速建立1~2条大管径的静脉输液通道，快速输入2∶1等张含钠液扩容，并同时采血配血。纠正酸中毒，保持水、电解质平衡。

（4）注意患儿的转运

对休克患儿搬运越轻越少越好，尽可能就地抢救。在运送途中，应有专人护理，随时观察病情变化，并做好急救准备。

5. 休克的急救注意事项

（1）要扩充有效循环血量，纠正代谢性酸中毒。在输液过程中要随时注意观察患儿尿量，查血气分析，测定心率、中心静脉压，以便随时调整液量、液体种类及输液速度，以免因输液过多引起新的合并症。

（2）采用调整血管紧张度的药物，有扩血管和缩血管两大类，具体采用哪一类要根据病情的不同阶段来运用。

（3）针对引起休克的病因治疗，如感染性休克要立即用抗菌药物控制感染，药物引起的过敏性休克则要加强药物的拮抗及减轻体内过敏反应药物等。

（4）重症休克患者都有全身氧代谢障碍，应及时给予氧气吸入，如合并急性呼吸窘迫症，则必须采用机械通气方法，以改变肺部氧合作用。

（5）如遇高热、抽风的患儿，往往意味着感染及休克已带来脑功能损伤，应及时解热、止惊。如怀疑有脑水肿时，则应给予脱水剂及利尿剂。一方面要补液，另一方面要脱水，往往给治疗带来很大困难。有经验的医生应根据病情，扬长避短，争取最佳治疗。

（6）休克合并症很多，都需要在治疗中考虑到，有的根据病情还需给予抗凝剂或肾上腺皮质激素等。

二、技能要求

休克初步急救操作如下。

1. 操作准备

将婴幼儿平放于垫有毯子的地面。采取头低脚高体位。婴幼儿头部位置较低，头偏向一侧，以便口内的液体流出。若无骨折可把下肢垫高，让血液流向心、脑。

2. 操作步骤

（1）保暖

松开婴幼儿衣领、裤带。如果天气较冷，用毯子盖好，避免着凉，不使用热水袋与电热毯。

（2）口对口人工呼吸、胸外心脏按压

如果婴幼儿失去知觉，心跳或呼吸停止，马上采取口对口人工呼吸急救（如图7-7所示），胸外心脏按压（如图7-8所示）。具体方法详见心肺复苏术。

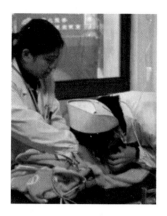
图7-7　对口人工呼吸急救

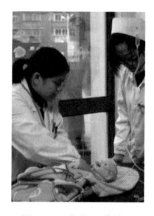
图7-8　胸外心脏按压

（3）观察并同时联系120救护

在抢救过程中要密切观察婴幼儿的神志、呼吸及心脏搏动是否恢复，同时应联系120救护。

3. 注意事项

在救助过程中不要给婴幼儿喂食，可以喂少许温开水。

任务三　婴幼儿异物入体的应急处理与预防

任务描述

常见的异物，不论哪种异物入体，都给婴幼儿带来身心方面的创伤。对婴幼儿异物要认真做好预防工作：平时要加强健康教育，及时纠正婴幼儿生活中的不良习惯，如吃饭时说话、大声谈笑；正确引导婴幼儿的好奇心，教育他们要保护好自己的身体免受伤害；婴幼儿自由活动时，早教师要高度负责，随时掌握每一个婴幼儿尤其是一些调皮婴幼儿的活动，及时制止不良行为，避免伤害。另外，午睡时婴幼儿常被被子或枕巾蒙盖在头上，有个别喜欢搞恶作剧的婴幼儿常在此时把异物放入口鼻，这就要求婴幼儿午睡时，值班人员要勤巡回、细观察，及时发现并制止不良行为。

任务分析

婴幼儿气管异物的初步处理

一、知识要求

1. 婴幼儿呼吸系统解剖、生理特点

（1）婴幼儿呼吸系统的解剖特点

①上呼吸道

a. 鼻。婴幼儿的鼻及鼻腔相对短小，没有鼻毛，鼻黏膜柔嫩且富有血管，感染时由于鼻黏膜的肿胀，出现鼻塞，发生呼吸困难应张口呼吸。

b. 鼻窦。新生儿上颌窦和筛窦极小，2岁后迅速增大。由于鼻腔黏膜与鼻窦黏膜相连续，且鼻窦口相对较大，故在发生急性鼻炎时易致鼻窦炎，尤以上颌窦和筛窦最易发生感染。

c. 咽鼓管。婴幼儿咽鼓管较宽，短而且直，呈水平位，因此婴幼儿患感冒后易并发中耳炎。

d. 咽部。婴幼儿咽部相对狭小，腭扁桃体则需到1岁末才逐渐长大，4～10岁时发育达最高峰，14～15岁时又逐渐退化，因此，扁桃体炎常见于年龄较大儿童，在婴幼儿中少见。咽部富有淋巴组织，咽后壁淋巴组织感染时，可致咽后壁脓肿。

e. 喉。婴幼儿喉部呈漏斗形，喉腔相对较窄，软骨柔软，黏膜柔嫩而富有血管及淋巴组织，因此，轻微的炎症即可引起喉头狭窄，出现声音嘶哑和呼吸困难，甚至窒息，需紧急处理。

②下呼吸道

a. 气管、支气管。婴幼儿气管较短，管腔相对狭窄；黏膜柔嫩，血管丰富；软骨缺乏弹力组织，支撑作用薄弱；纤毛运动差，不能有效清除吸入的微生物和有害物质，因此，易发生感染及易导致呼吸道阻塞。由于右侧支气管较粗短，为气管的直接延伸，故异物较易进入右支气管，引起肺不张。

b. 肺。婴幼儿肺的弹力纤维发育差，血管丰富，间质发育旺盛，肺泡小而且数量少，造成肺的含血量相对较多而含气量少，故易发生肺部感染。

婴幼儿胸廓呈桶状，呼吸肌发育差，肺不能充分扩张、通气和换气，易因缺氧和二氧化碳潴留而发生青紫。

（2）婴幼儿呼吸系统生理特点

①呼吸频率与节律

婴幼儿代谢旺盛，需氧量相对较多，由于其呼吸器官发育不完善，呼吸运动较弱，只有加快呼吸频率来满足生理需要，故婴幼儿呼吸频率较快，年龄越小呼吸频率快得越明显。不同年龄婴幼儿呼吸频率每分钟为：新生儿40~45次，1岁30~40次，2~3岁25~30次。婴幼儿呼吸中枢发育不完善，易出现呼吸节律不齐，早产儿、新生儿更为明显。

②呼吸类型

婴幼儿呈腹式呼吸，随年龄增长逐渐转化为胸腹式呼吸。

2. 眼内异物

（1）眼内异物发生原因

婴幼儿眼内异物最多见的是小沙粒、小飞虫等。

（2）眼内异物应急处理（如图7-9所示）

①处理时嘱咐幼儿不要用力按挤或揉搓眼睛，以免损伤角膜，应等待大人来处理。

②用两个手指头捏住上眼皮，轻轻向前提起，往患儿眼内吹气，刺激流泪冲出异物，也可翻开眼皮查找，用干净的纱布或手绢轻轻沾出异物。

③若运用以上方法不能取出异物，婴幼儿仍感极度不适，有可能是角膜异物，应立即去医院治疗。

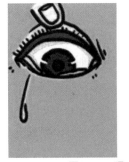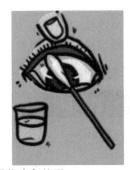

图7-9 眼内异物应急处理

（3）眼内异物预防措施

①平时要培养婴幼儿养成爱护眼睛的习惯，不用脏手揉眼，不互相扔撒沙子，以防异物入眼。

②要教育婴幼儿不要玩弄铁丝、小刀、毛衣针、树枝等，以防刺伤或划伤眼睛。

③日常用消毒液及杀虫剂要妥善保管，防止液体溅入婴幼儿眼内。

3. 鼻腔异物

（1）鼻腔异物发生原因

婴幼儿玩耍时，出于强烈的好奇心，将手边的纽扣、黄豆、果核等异物塞入一侧或双侧鼻孔中。这不仅影响呼吸，还会引起鼻腔异症，甚至异物继续下行导致气管堵塞，危及生命。有时婴幼儿自行掏挖鼻腔异可致鼻出血，引起惊恐不安，啼哭不止。

（2）鼻腔异物应急处理

①轻声安慰婴幼儿，使其安静下来，配合操作。不要恐吓、训斥婴幼儿，以免引起大哭，使异物有可能继续下行，增加取出的难度。

②对置入较浅的异物，可争取婴幼儿的合作，让其深吸一口气，早教师紧按无异物一侧的鼻孔，另婴幼儿用力擤鼻，如图7-10所示，有时异物可自然排出。如果此法无效，切不可用镊子等器具夹取圆形异物。因为这样稍有不慎，不仅不能取出异物，反将其推向鼻腔深处，甚至落入气管，危及生命。

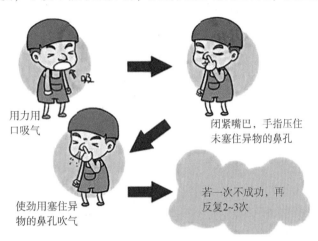

用力用口吸气

闭紧嘴巴，手指压住未塞住异物的鼻孔

使劲用塞住异物的鼻孔吹气

若一次不成功，再反复2~3次

图7-10　鼻内异物应急处理

③异物取出后，如有鼻黏膜损伤，可根据具体情况涂点消炎药膏或口服消炎药。

④凡是经简单处理异物不能排出的，应立即去医院，请医生用专用的器械取出。

（3）鼻腔异物预防措施

①平时要培养婴幼儿养成好的生活习惯，吃饭时不要讲话或玩耍，不抠鼻孔。

②教育婴幼儿不能将异物放入鼻孔中。

③游戏结束后及时将如豆子、珠子等小的玩具全部收纳于玩具盒里。及时发现玩具上将要脱落的小部件，并及时加以紧固。

4. 咽部异物

（1）咽部异物发生原因

多因饮食不慎，将鱼刺、骨头渣等卡在咽部附近或嵌入扁桃体而引起疼痛。吞咽时疼痛加剧。

（2）咽部异物应急处理

发现此类婴幼儿咽部有异物时，不要采用吞咽饭团、菜团，或喝醋等方法，这样做有时会引起咽部出血。应去医院治疗，由医生在光线充足的诊室里或利用喉镜取出异物。

（3）咽部异物预防措施

①不要让婴幼儿口含食物乱跑乱跳，以避免跌倒时将鱼刺、骨头渣等卡在咽部附近或嵌入扁桃体内。

②进食的时候不要谈笑，更不要对婴幼儿责骂恐吓，以免大笑、大哭时，将鱼刺、骨头渣等卡在咽部附近或嵌入扁桃体内。

5. 外耳道异物

（1）外耳道异物发生原因

多发生在午睡或自由活动时，婴幼儿出于好奇，将随手玩弄的小异物塞入外耳道。有时也会有动物性异物，如小昆虫爬入。婴幼儿因异物进入耳内可出现惊恐不安、自行掏挖等现象，引起耳鸣、耳痛、外耳道炎症及听力障碍等。

（2）外耳道异物应急处理

①若异物为昆虫，可用手电筒以强光对着外耳道口，引诱昆虫自行爬出。若不见效，不要盲目操作，应迅速去医院处理。

②若为小石块、纽扣、豆类等，可歪头单脚跳将物品跳出。若不见效，不可自作主张用镊子夹取，否则易损伤外耳道及鼓膜，应迅速去医院处理。

③有时在婴幼儿洗头、洗澡时，可能将水溅入外耳道，引起耳鸣。可用双手紧捂两侧耳郭，然后迅速松开，借助气流的冲击作用将水弹出。也可用柔软的卫生纸捻成长条，轻轻深入外耳道以吸收水分。

（3）外耳道异物的预防措施

①户外活动时看管好婴幼儿，以免小昆虫爬入耳道内。

②教育婴幼儿不能将异物塞入耳道内。

③给婴幼儿洗澡时要防水进入耳道。

6. 吞咽异物

（1）吞咽异物发生原因

婴幼儿在玩耍时，常喜欢把一些小物件，如纽扣、钱币等放入口中，有时会把这些异物吞下。

（2）吞部异物应急处理

吞咽异物的处理方法视异物不同而区别对待。

①吞入体积小、无锐角的圆形异物，婴幼儿一般情况良好，无气急、气促、吞咽困难等症状时，则不必惊慌，可进食含大量纤维的蔬菜（如韭菜、芹菜等），促使异物随大便排出。

②婴幼儿吞入体积较大，有尖角的异物，可损伤消化道，危及生命。婴幼儿有哽咽、吞咽困难或发生呛咳时，千万不要强行下咽食物，应立即去医院请医生处理。

（3）吞咽异物预防措施

①婴幼儿吃东西时应保持安静，家长要守在身边，进食时不宜逗弄婴幼儿，更不要让其大笑或大哭。

②家长要把所有可能被婴幼儿塞入嘴里造成危险的物品拿开，例如不经意掉落的花生、瓜子、纽扣、硬币、小块水果等。

③尽量不给婴幼儿吃花生、瓜子、豆类及带核的食物（如红枣、梅子、橘子等），或者可以先将核取出后再喂食。

④及时纠正婴幼儿将小玩具含入口中玩耍的不良习惯，并仔细检查婴幼儿的玩具，看看玩具细小的零部件有无松动或掉下来的可能。

⑤当婴幼儿呛入异物时，家长一定不要用手试图挖出来，如果是鱼刺、猪骨、瓜子等细小异物，则应立即带到医院耳鼻喉科就诊，需用喉镜、食管镜或气管镜取出异物。

7. 气管异物

（1）气管异物发生的原因与症状

由于 1 ~ 2 岁婴幼儿咽喉部的会厌软骨尚未发育成熟，不如成年人敏感，因此，当婴幼儿吃一些圆滑或流体食品时，稍不小心会厌软骨就来不及盖住，使食物滑到气管里，形成气管异物。气管存在异物时会出现剧烈呛咳、憋气、呕吐、呼吸困难或窒息等症状，如图 7-11 所示。

（2）气管异物应急处理

①较小幼儿出现气管异物，应将其倒提起来，拍背。

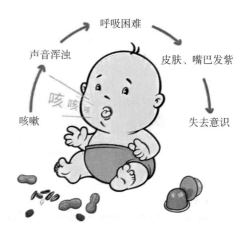

图 7-11　气管异物症状

②较大的幼儿出现气管异物，应让其跪在地上或趴于成年人腿上，臀部抬高，头尽量放低。成年人轻拍其后背，以使异物排出。也可成年人站在幼儿身后，用两手紧抱其腹部，迅速有力地向上向后挤压，借助气流冲出异物。尽管可以采取以上处理方法，但气管异物自然咳出的机会很少，所以必须送医院救治。

（3）吞咽异物预防措施

①严禁在喂食时与婴幼儿逗乐。

②严禁在婴幼儿哭泣时，为哄其开心，喂食小颗粒状食物。

③5岁以下婴幼儿严禁喂食颗粒状的食物，如花生、豆类、糖豆等。

④避免喂食果冻状食物，以免婴幼儿吸入食物时，食物堵住气管。

二、技能要求

1. 操作步骤

（1）检查口咽部异物

婴幼儿取平卧位。打开嘴唇仔细检查口腔及咽喉部，如在可视范围内发现有异物阻塞气管，可试着将手指伸到该处将阻塞物取出。若处理失败，则可采用拍背法或推腹法进行急救。

（2）拍背法（安置体位、拍背）

早教师坐于凳子上，两脚呈90°，左脚往前半步，使双膝呈高低位，如图7-12所示。将婴幼儿放于早教师双腿上，婴幼儿前胸部紧贴早教师的膝部，头部略低。早教师以适当力量用掌根拍击婴幼儿两肩胛骨中间的脊椎部位，如图7-13所示。一般拍击4~5次异物可被咳出。

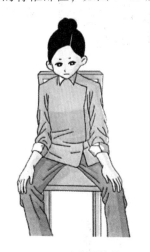 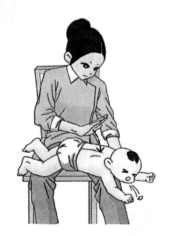 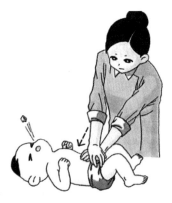

图7-12　安置体位　　　　图7-13　拍背　　　　图7-14　推腹法

（3）推腹法（安置体位、冲击推压）

使婴幼儿平卧于适当高度的桌子或床上。早教师立于婴幼儿一侧。左手放在婴幼儿脐部腹壁上，右手置于左手的上方加压，两手向胸腹上后方向冲击性推压，促使气管异物被向上冲击的气流排出，如图7-14所示。重复推动数次，有时也可使异物咳出。最后清理呕吐分泌物。

2. 注意事项

使用以上两种方法时如有异物排出，早教师应迅速从婴幼儿口腔内清除阻塞物，以防再度阻塞气管，影响其正常呼吸。

任务四　婴幼儿被动物伤害的应急处理与预防

任务描述

婴幼儿行为是不可控的，没有规避风险意识。在婴幼儿成长过程中意外被动物伤害的案例非常多。所以学习一些基本的急救知识，可以做出正确的应急处理。

任务分析

婴幼儿被动物伤害的应急处理与预防

一、知识要求

1. 被猫、狗咬伤

（1）被猫、狗咬伤的应急处理

①使用肥皂水和流动清水清洗伤口多次，然后用清水或生理盐水（0.9%的氯化钠溶液）将伤口洗净。

②清洗完毕，用干净棉球将伤口蘸干，加以碘伏或者酒精消毒。

③被猫、狗咬伤有可能感染狂犬病毒，所以在进行简单处理后，应及时前往医院进行狂犬疫苗接种，如图7-15所示。

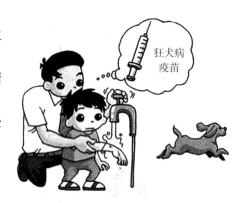

图7-15　及时接种狂犬疫苗

（2）被猫、狗咬伤的预防措施

①不要随意触摸猫、狗。

②不要在猫、狗吃东西、睡觉等情形的时候打扰它们。

③婴幼儿和猫、狗玩耍的时候，家长一定要在身边进行监管。

④一定不要主动攻击、恐吓、戏弄陌生的猫、狗。

2. 被蛇咬伤（如图7-16所示）

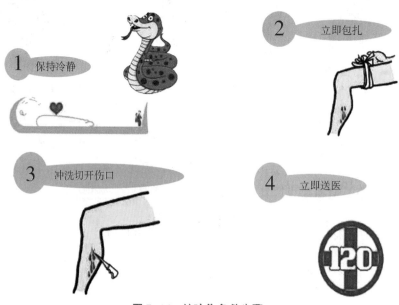

图7-16　蛇咬伤急救步骤

（1）被蛇咬伤的应急处理

①安抚孩子情绪，让孩子保持冷静，烦躁和运动会使毒素散播更快，同时让他坐下或躺下，保持伤口低于心脏。

②在伤口上方约5 cm处用宽布条或有弹性的绷带绑扎，防止毒液扩散。包扎无须过紧，以能用力伸入一个手指为宜，留有活结。

③有条件的可用0.05%高锰酸钾液或3%过氧化氢冲洗伤口。若无，可用冷水、肥皂水、盐水等冲洗伤口，避免使用冰块或冰水。

④记住蛇的形状和颜色，对后续治疗可能会有帮助。

⑤将被咬伤者迅速就近送往医院。

（2）被蛇咬伤的预防措施

①避免在草丛、土堆等蛇出没的场所坐卧，禁止把手伸入鼠洞和树洞内。

②下雨前后在田间、沟边、草丛湿地等处时，应特别保护好手足，穿好鞋袜，扎紧裤腿。

③应注意蛇头即使已被切下，在一段时间内，都有咬伤人的可能。

3. 被蜂蜇伤

（1）被蜂蜇伤的应急处理

①中和毒液，蜜蜂毒液为酸性，可用肥皂水、5%～10%碳酸氢钠溶液清洗孩子被蜇咬的部位，拔出毒刺后的皮肤用2.5%碘酊涂擦2～4次，如图7-17所示。

②拔除蜜蜂毒刺，方法一：用胶布粘贴后揭起；方法二：用镊子将刺拔出；方法三：如扎入毒刺还附有毒腺囊，则只能用尖细的刀尖或针头挑出毒腺囊及毒刺，不能用镊子，以免挤入毒液而使反应加重，如图7-18所示。

③用冰块敷在咬处，可以减轻疼痛和肿胀。

④如果孩子疼痛难忍，也可以吃止疼药；如果孩子奇痒难忍，可以服用抗过敏药，但请注意看看药品是否可以用于幼儿。

⑤一般来说，蜜蜂的叮咬只会引起局部皮肤的不适，但极少数时候也可能导致严重的过敏反应，若抢救不及时甚至会危及生命。

⑥如孩子出现严重的红肿、皮疹、发热，甚至呼吸困难，一定要及时就医。

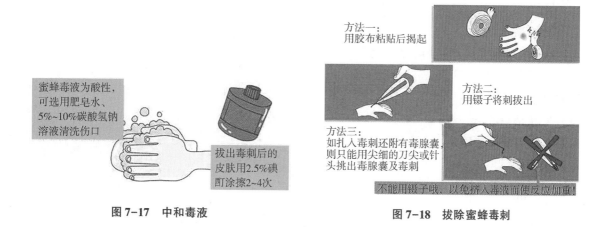

图7-17　中和毒液　　　　　　　　　　图7-18　拔除蜜蜂毒刺

（2）被蜂蜇伤的预防措施

①如果带孩子去野外，全家都建议穿浅色、质地光滑的衣服，并且得越严实越好。

②保持个人卫生，尽量不要给孩子喷香水或使用带香味的沐浴产品。

③不要让孩子去接触开花的植物。

④告诫孩子识别蜂窝外形，不得捅马蜂窝。

4. 被海蜇蜇伤

（1）被海蜇蜇伤的应急处理

①迅速带孩子离开海蜇存在的区域，避免再次被蜇伤。

②用镊子、棍棒或戴上手套后去除孩子蜇伤处的触须，不要用手直接碰触须或蜇伤部位。

③去除触须前绝对禁止冲洗，去除后用海水或食醋浸泡或冲洗伤处 15~30 min，可抑制激活的刺丝囊释放毒素。但千万不能用淡水！如图 7-19 所示。

④经上述处理后，要立即就医。

⑤条件允许的情况下，可进行以下处理，但必须在去除触须后再进行：

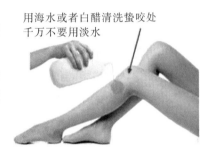

用海水或者白醋清洗蜇咬处
千万不要用淡水

图 7-19　用海水或食醋冲洗蜇伤处

如果随身携带有剃须膏或苏打膏，可涂抹蜇伤部位防止未激活的刺丝囊释放毒素。

如果身边有剃须刀或银行卡等物品，可刮剃蜇伤部位，刮出刺丝囊。

如果随身携有抗过敏药物（扑尔敏、苯海拉明或氯雷他定）、止痛药（对乙酰氨基酚），可按说明书剂量服用药物，减轻过敏症状及局部疼痛。

⑥特殊伤部位的处理

a. 眼部蜇伤可用人工泪液冲洗或醋酸浸泡后的毛巾擦拭眼睛周围皮肤，注意不要让醋酸进入眼睛。

b. 口腔内蜇伤可用稀释后的醋酸漱口并吐出。

（2）被海蜇蜇伤的预防措施

①不要让孩子在不安全的浴场或海域玩耍。

②避免雨后到海里游泳。下雨时海蜇会向海边靠近，容易发生海蜇伤事故。

③在海边玩耍时注意看管孩子，即使是海滩上已经死亡的海蜇仍有可能对孩子造成伤害。

二、技能要求

（一）婴幼儿被狗咬伤的初步急救

1. 操作准备

用物准备：婴幼儿模型、20% 肥皂水、3% 双氧水、碘酒、消毒棉签 5~10 根、消毒纱布 1 包、胶布 1 卷。

2. 操作步骤

（1）安抚情绪

与婴幼儿沟通，使其保持情绪稳定。

（2）检查伤口

迅速检查伤口部位的状况。

（3）挤血

婴幼儿被狗咬伤后，应对咬伤的部位立即挤血。对于伤口较大的为防止出血过多，可进行止血。

（4）伤口消毒、包扎

用 20% 肥皂水，再用 3% 双氧水冲洗伤口，并特别注意对伤口深处的清洗。然后，用消毒纱布擦干，最后涂碘酒消毒。

（5）转运

转运至医院。

（6）注射疫苗

按医嘱注射狂犬疫苗。

3. 注意事项

操作中应安抚婴幼儿情绪。仔细观察伤口，大胆、冷静处理伤口，并迅速将患儿送医院治疗，预防狂犬病的发生。

（二）蜂蜇后的处理

1. 操作准备

（1）环境与个人准备

保持室温 22 ℃，相对湿度 55%～65%。做好个人准备，如束起头发，修剪指甲，去除首饰、手表，并洗手等。

（2）用物准备

镊子、纱布、绷带、碱性药水（氨水、碳酸氢钠）、硼砂甘油或甘油。

2. 操作步骤

（1）安抚婴幼儿情绪

与婴幼儿沟通，保持其情绪稳定。

（2）观察患处

仔细观察辨别是单只蜂蜇伤还是被群蜂蜇伤，以及伤处状况。

（3）取出蜂刺

立即让婴幼儿静卧，用镊子将蜂刺取出，患处涂氨水、碳酸钠等碱性药水。如果蜇伤在口、咽部位，可涂硼砂甘油或甘油。

（4）包扎、转运

用纱布、绷带包扎伤处，立即转运至医院就诊。

3. 注意事项

处理过程中保持冷静，并及时送婴幼儿去医院就诊。

单元八　婴幼儿意外伤害的应急处理与预防（三）

学习并掌握 0～3 岁婴幼儿四肢骨折、溺水、触电、烫伤等应急处理与预防。

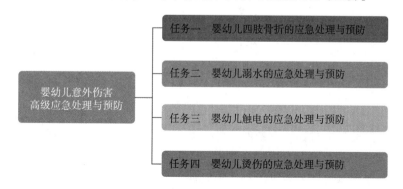

学习目标

知识目标

1. 了解婴幼儿骨骼的解剖生理特点，掌握骨折急救的一般原则；

2. 了解婴幼儿发生溺水的常见原因及症状；

3. 了解婴幼儿触电发生的原因；

4. 了解婴幼儿皮肤结构的解剖特点。

能力目标

1. 能对四肢骨折婴幼儿进行初步急救护理；

2. 能对溺水婴幼儿进行初步的急救护理；

3. 掌握婴幼儿触电的预防并能对触电婴幼儿进行初步急救护理；

4. 掌握婴幼儿烫伤的预防并能对烫伤的婴幼儿进行初步急救护理。

情感目标

热爱保育事业。

任务一　婴幼儿四肢骨折的应急处理与预防

任务描述

婴幼儿发生骨折后，应该根据损伤的程度进行现场处理，并及时就医。如果损伤后骨折断端刺破皮肤突出应该用清洁毛巾或布单包裹好及时就医，同时可以使用身边的木条，或硬纸板将患肢固定保持不动的位置，以免造成进一步的损伤。

任务分析

婴幼儿四肢骨折的应急处理与预防

一、知识要求

1. 婴幼儿骨骼的解剖生理特点

人体全身骨骼按部位分类包括颅骨、躯干骨、四肢骨。其中四肢骨有上肢骨、下肢骨。

骨由骨膜、骨质、骨髓组成，如图8-1所示。骨膜有营养、感觉、增粗、修复骨的作用。骨质分为骨密质、骨松质（即骨小梁）。骨髓包括黄骨髓、红骨髓两种。红骨髓能制造血细胞，以补充血液中血细胞的损耗。黄骨髓主要由脂肪细胞构成，正常时无造血功能。

2. 骨折急救的一般原则

一旦发生骨折，尤其是较大骨骼的折断时，外伤都较严重，往往伴有其他的损伤。所以，首先要观察婴幼儿的全身情况，注意是否有创伤出血或内出血，有无昏迷现象，呼吸道是否阻塞等，然后再对局部予以处理，并立即送医院治疗。

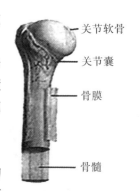

关节软骨
关节囊
骨膜
骨髓

图8-1　骨的构造

（1）限制伤处活动

就地取材，使用夹板、木棒等，将毛巾垫于患处，将骨折部位的上下两个关节固定住。上肢要弯着固定即屈肘位，如图8-2所示。下肢要直着捆绑即伸直位，如图8-3所示，这是维持上下肢平时的正常功能的位置。

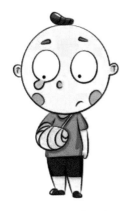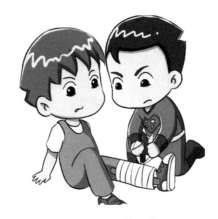

图8-2 上肢固定　　　　　　　　　　　图8-3 下肢固定

（2）开放性骨折的处理

在固定前，局部要清洗干净，敷盖消毒的纱布，保护伤面，以免感染，如图8-4所示。

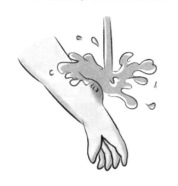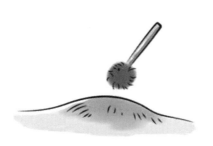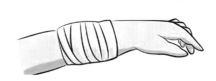

清洗创面　　　　　　　　　消毒创面　　　　　　用无菌纱布覆盖创面后进行包扎

图8-4 开放性骨折的处理

（3）转运原则

经初步处理后，在保证伤肢固定安稳的情况下，立即转至医院治疗。

3. 骨折后的固定

（1）头部骨折的固定

人的颅骨形成一个"铜墙铁壁"，脑组织安稳地固定在里面，这对保护人体健康至关重要。当强大的外力作用于头部，如从楼梯上、床上摔下来时，如头部先着地，可引起头部骨折，常伴有颅内出血、脑组织的损伤，受伤儿多数会发生昏迷、耳鼻出血等症状。固定的方法是头部稍抬高，在其两侧放上大而实的枕头，或放置沙袋，将头部夹住，保持局部的固定，这样在转运中不会随路途的颠簸摇晃而加重骨折，在转运时，要有专人扶托受伤的头部，避免加重伤情。

（2）上肢骨折的固定

肱骨骨折时，要使受伤的患肢屈肘。一块夹板放在臂的内侧，夹板长度是上端需到腋窝，另一端过肘窝；另一块夹板放在臂的外侧，其长度是上端伸过肩外，下端也应伸至手肘处，然后用绷带缠绕固定，并用悬避带吊起即成，如图8-2所示。

（3）下肢骨折的固定

股骨骨折时，将伤肢轻轻向外牵引伸直，一块夹板放在大腿内侧，上自大腿根部，下达内踝少许，另一块夹板放在大腿外侧，上自髂骨外，下过外踝少许，然后用绷带或三角巾将夹板固定住。固定时，需要夹板、绷带和毛巾，如图8-3所示。

（4）足骨骨折的固定

足骨骨折时，轻轻脱去或剪去鞋子，然后用稍大于足底的夹板放于足底，夹住关节，用绷带或三角巾缠绕即成。

4. 护送骨折婴幼儿去医院

如果婴幼儿呼吸、心跳正常，神志清醒，须经止血、包扎、固定后方可转至医院治疗。

5. 婴幼儿四肢骨折急救后的护理观察

搬运骨折婴幼儿过程中应密切关注心跳、呼吸等生命体征有无异常变化。

二、技能要求

1. 操作准备

用物准备：婴幼儿模型、夹板、绷带、毛巾、消毒纱布、剪刀。

2. 操作步骤

（1）当婴幼儿发生骨折时，早教师要保持冷静，将婴幼儿安置平卧体位，拨打120急救电话。

（2）检查伤口，进行伤口消毒，伤口处覆盖纱布。

首先观察婴幼儿面色和身体其他部位有无损伤，观察是否有创伤出血或内出血，有无昏迷现象，呼吸道是否出现阻塞等，然后再对局部（下肢股骨）予以处理。伤口处要消毒后敷盖无菌纱布，保护伤面，以免感染。

（3）固定。

①用剪刀剪开裤子，将伤肢轻轻向外牵引伸直，用毛巾包裹。

②将一块夹板放在大腿内侧，上自大腿根部，下至内踝少许；将另一块夹板放在大腿外侧，上自髂前上棘，下至外踝少许。

③用4条绷带将夹板固定住，系带打活结。

（4）观察与转运。如果婴幼儿呼吸、心跳正常，神志清醒，经止血、包扎、固定后方可转至医院治疗。

3. 注意事项

转运过程中应密切关注婴幼儿心跳、呼吸等生命体征有无异常变化。

任务二　婴幼儿溺水的应急处理与预防

任务描述

对于婴幼儿来说，由于自我意识还不强，很容易发生各种意外事故，包括失足落井或掉入水缸、粪缸等，一旦发生溺水，溺死过程极短，因此，抢救溺水婴幼儿必须争分夺秒。

任务分析

溺水婴幼儿的初步急救

一、知识要求

1. 婴幼儿发生溺水的常见原因

（1）家中无专人照看，婴幼儿溜出家门，在家庭周围的池塘边玩耍，不慎摔跤或滑落进池塘。无人照看是 5 岁以下婴幼儿溺水死亡的重要因素。尤其在农村，农忙季节家中无人照看婴幼儿，婴幼儿不慎落水事故发生较多。

（2）家长带着婴幼儿到户外工作场所，把婴幼儿放在一边，婴幼儿不慎落入沟渠中或粪坑中。

（3）渔民生活在船上，把婴幼儿放在船板上，婴幼儿不慎落入水中。婴幼儿乘游船不遵守安全规则或游船超载，致使落水。

（4）夏天暴雨，小河、沟渠水位加深，婴幼儿涉水，水急水深，被水冲走。

（5）城市下水道井盖未盖，导致婴幼儿落入下水道阴沟中。

（6）新建住宅小区设置水景，为美观缺少栏杆，无专人看管时，婴幼儿游戏时不慎滑落入水。

（7）婴幼儿游泳时，游泳圈漏气，以及游泳池深水区无人看管时，导致溺水。

2. 婴幼儿溺水的症状

（1）溺水缺氧，可导致婴幼儿脑水肿，造成面色苍白、全身浮肿、昏迷、抽搐、烦躁不安、记忆力减退或消失、视觉障碍等各种神经系统症状。

（2）血压降低、心律紊乱或心跳停止。

（3）出现呼吸困难或呼吸停止，少尿或无尿。

（4）体温降低。

（5）复苏后可能并发肺炎、肺脓肿等后遗症，严重者可呈植物人表现。

3. 婴幼儿溺水的预防

（1）婴幼儿洗澡时不可单独将其一个人留在浴室，如果有事要处理，应先将婴幼儿包裹好带出浴室。

（2）任何装有水的容器都应该盖上盖子，如马桶、水盆等。

（3）带婴幼儿玩耍时一定要看紧，别让他们单独在有水的地方玩耍。

（4）抱着婴幼儿在水边时大人也要注意安全，以免大人小孩一起掉下水。

（5）婴幼儿游泳要戴好游泳圈，并随时关注其是否有抽筋、害怕等不适。

（6）用游戏或其他方式对婴幼儿进行安全教育。

4. 婴幼儿溺水的急救

（1）立即将婴幼儿救出水面。

（2）用手将婴幼儿口腔撬开，取出口中的呕吐物、污物。

（3）解开婴幼儿的衣服，保持呼吸畅通。

（4）呼唤或拍打婴幼儿足底，看有无反应，检查溺水婴幼儿是否清醒。

（5）婴幼儿心跳次数很慢时，应立即进行胸外心脏按压。方法：让婴幼儿仰卧，背部垫一块硬板，头低稍后仰，施救者右手掌平放在其胸骨下段，左手放在右手背上，借施救者身体重量缓缓用力，将胸骨压下 4 cm 左右，然后松手腕（手不离开胸骨）使胸骨复原，不能用力太猛，以防骨折，反复有节律地进行，直到心跳恢复为止，同时，拨打"120"急救电话。

（6）婴幼儿心跳停止时要做人工呼吸。立即捏住其鼻孔，做口对口呼吸，若婴幼儿牙关紧闭不宜经口吹气时，亦可采取口对鼻吹气法，同时注意观察其胸部之起伏。若无起伏应立即校正头位和体位及进一步清除口腔内污物，与此同时，还需立即进行心脏按压术，吹气频率 14～22 次/min，按压频率 80～100 次/min，应坚持到携带有药物箱及简易人工呼吸器的抢救人员到达。并立即转院进一步抢救和治疗，转院的途中密切观察病情并注意保暖。

5. 婴幼儿溺水急救后的护理观察

（1）严密观察婴幼儿的神志、面色、心率及呼吸等，防止溺水后并发症发生。及时拨打 120 急救电话，送婴幼儿去医院。

（2）可用冰袋放置于婴幼儿的头部，尽量减少脑细胞损害。

（3）注意给婴幼儿身体各个部位保暖。

（4）可以给婴幼儿做向心性按摩，促进其血液循环。

6. 注意事项

（1）溺水后的抢救要争分夺秒，一旦婴幼儿溺水家长一定不要惊慌，更不要浪费时间自责，应立即拨打 120 急救电话并及时采取正确的急救措施为婴幼儿施救。

（2）如果溺水婴幼儿离河边很近或坠入冰洞，可用木棍、绳索、衣服等让他抓住，然后拉出水面。营救落井婴幼儿时，除用绳索、竹竿等让落水婴幼儿抓住外，营救人员下井时必须用绳索系好，以防万一。

（3）如果在深水中，营救者应从其背部托其头或拉其胸，使溺水婴幼儿鼻口露出水面，迅速游泳托上岸边，应谨防被溺水婴幼儿抱住自己的身体，最好携带救生圈、木板、绳索或小船，用以保护自己。

二、技能要求

1. 操作准备

用物准备：毛巾。

2. 操作步骤

（1）报警求助

当婴幼儿发生溺水时，早教师要保持冷静，将患儿安置平卧体位，马上拨打 120 急救电话。

（2）浅水中溺水婴幼儿的营救

营救者应双手托住婴幼儿腹部高举过头，使婴幼儿的腰背向上，头和脚同时下垂，促使呼吸道内的水自然流出，与此同时，营救者的双手臂应做不停的颠颤，这样不但能使溺水婴幼儿呼吸道内的水自然流出，还能起到人工呼吸的作用。

（3）深水中溺水婴幼儿的营救

营救者应从其背部托其头或拉其胸，使溺水婴幼儿鼻口露出水面，迅速游泳托上岸边。应谨防被溺水婴幼儿抱住自己的身体，最好携带救生圈、木板、绳索或小船，用以保护自己。

（4）离水上岸后的急救

①迅速清除其口中的泥沙污物。

②立即将婴幼儿抱起并俯卧在抢救者的肩上，使其腰背向上，头及脚下垂。抢救者扛着婴幼儿快步奔跑，并不时颠颤，使其呼吸道内积水倒出，也可将溺水婴幼儿俯卧于水牛背上，取头低脚高位，同时进行口对口人工呼吸、保暖。抢救者还可单腿跪地，将溺水婴幼儿俯卧在另一条屈曲的腿上，同时进行压背拍胸呼吸，如图 8-5 所示。总之，以既能倒出呼吸道内的积水，又能

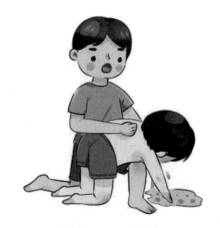

图 8-5 抢救示意国

便于人工呼吸和心脏按摩为最好方式。

③如果婴幼儿尚有心跳、呼吸，应及时撬开口腔，迅速清除其中的泥沙等污物，并将舌头拉出，保持呼吸道畅通。如果婴幼儿呼吸、心跳已经停止，仍不应放弃抢救，应立即进行口对口的人工呼吸及心脏按摩，要分秒必争。不可只顾倒水而延误呼吸、心跳的抢救，尤其是最初几分钟更为重要。

（5）转运溺水婴幼儿

在转送至医院路途中要注意对婴幼儿保暖，密切注意观察，必要时仍应继续进行人工呼吸及心脏按摩。

任务三　婴幼儿触电的应急处理与预防

任务描述

触电一般指电击伤。一定量的电流通过人体引起不同程度组织损伤或器官功能障碍或猝死，称为电击伤，俗称触电。触电后的 10～15 min 是黄金急救时间，在此期间，触电者可能会出现"假死"症状。在呼叫医务人员的同时，不可轻言放弃，一定要尽全力抢救伤者。

任务分析

触电婴幼儿的初步急救

一、知识要求

1. 婴幼儿触电发生的原因

（1）因家长看管不严，婴幼儿在家玩弄电器开关、插头等引起触电。

（2）婴幼儿对触电的危险性无知，在插、拔插头时不是握住绝缘的部分，而是捏住插头的金属部分或是拉住导线猛拔，因而发生触电。有些婴幼儿用金属丝捅插座，引起电击伤。

（3）婴幼儿洗手后未擦干就去接触电源插头或开关电器而引起触电。

（4）高压电线断落，婴幼儿进入断落电线为中心的 10 m 以内玩耍，可发生触电。家庭电线的绝缘外皮破损导致电线暴露，婴幼儿不慎触及发生触电。

（5）夏季雷电交加，偶尔遇雷电击中也可造成电击伤。

（6）他人发生触电，婴幼儿无触电救护知识，不懂人体可导电，直接推拉触电者，从而发生触电。

2. 婴幼儿触电的症状

（1）轻者：四肢发麻、心悸、头晕、乏力、面色苍白，一般可自行恢复。

（2）重者：出现强直性肌肉收缩，昏迷、休克、心室颤动、胃肠道出血、肌腱断裂。

3. 婴幼儿触电的预防

（1）家用电器开关插口应有遮盖或装在离地面 1.6 m 高的墙上（图8-6），经常检查各种电器安装是否合乎标准，电线、电器是否漏电，电线应从房顶走线。对易发生触电的隐患应及时排除。雨季湿度大，更易发生漏电。若发现电线断落，不可走近，更不能用手触摸，应在四周做好标记提醒他人注意，然后立即报告有关部门处理。

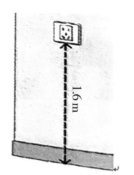

图8-6　家用电器安全插口及位置

（2）严禁婴幼儿玩耍电插座、开关、电线以及各种电器设备。

（3）家里所有的电器设备，用完后立刻放回安全的地方，如电烫斗、搅拌器、吹风机等。

（4）注意电热水器的摆放位置，以免婴幼儿触摸或碰倒。

（5）所有婴幼儿能摸得到的插座都要套上专用的绝缘塑料罩，如图 8-7 所示。

（6）外引的电线智能临时使用，用完立刻收拾好，不能放在婴幼儿伸手可及的地方。

（7）电风扇、电暖气要放在安全的地方，或用围栏围住。

（8）雷雨时不在大树下、电线杆旁或高墙屋檐下避雨，以免遭雷击。

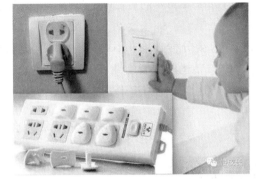

图 8-7　电器防护

4. 婴幼儿触电的急救措施

（1）发现婴幼儿触电时，应立即切断电源。一是关闭电源开关、拉闸、拔去插销，二是用干燥的木棒、竹棒、塑料棒、皮带、扫帚把、椅背或绳子等不导电的东西拨开电线，如图 8-8 所示。

（2）迅速将患儿移至通风处（图 8-9），根据症状，采取相应措施。如果触电的时间较短，脱离电源以后患儿只感到心慌、头晕、四肢发麻，要让他平卧休息，暂时不能走动，待病情稳定后去医院进行进一步的检查。

（3）如果触电时间较长，那么通过身体的电流会较大，此时电流会通过人体的重要器官，造成严重的损害，患儿出现面色苍白或青紫等表现，必须迅速进行现场急救，抢救的同时，立即拨打 120 急救电话，请求医院急救，在救护车到来之前不要轻易搬动孩子。如果孩子出现神志昏迷不清的情况，可用针刺其人中（上唇鼻中沟 1/3 处）、中冲（手中指末节尖端中央）等穴位。对心跳、呼吸停止的孩子，两只手放在孩子两乳中点，下压 30 次，频率 100~120 次/min，下压深度 3~4 cm，不超过胸部 1/3，发现孩子没有呼吸，马上进行人工呼吸，同时进行胸外按压，使心脏与呼吸的复苏同时进行。孩子呼吸、心跳恢复后立即送医院救治，路上还要密切注意孩子的病情变化。

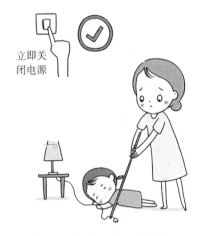

图 8-8　切断电源、拨开电线

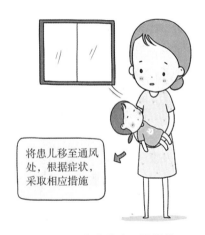

图 8-9　将患儿移至通风处

（4）触电反应的对症治疗：对于缺氧导致脑水肿的孩子，可使用甘露醇、50%葡萄糖等进行脱水；对肌内强烈收缩造成的骨折及脱位的孩子，要复位、固定；对烧伤的孩子，以暴露疗法为好。

5. 婴幼儿触电急救后的护理观察

婴幼儿发生触电后要严密观察生命体征，如心跳、呼吸等。

二、技能要求

触电婴幼儿的初步急救护理技能要求如下

1. 操作准备

用物准备：木棒、胶底鞋。

2. 操作步骤

（1）关闭电源

当婴幼儿发生触电时，救护者要保持冷静，首先切断电源。救护者需冷静分析现场情况，选择安全方法，既能尽快使触电婴幼儿脱离电流，又能保证自己不遭电击。可采取穿胶底鞋、踩在干木板上等措施。若电源电闸离得很远或一时找不到，可用干燥的木棍、竹竿等绝缘工具，把触电者身上的电线挑开，如图8-8所示。

（2）实施心肺复苏

触电婴幼儿脱离电源后，应立即观察婴幼儿是否有心跳、呼吸，如已停止应立即在现场实施心脏按压及人工呼吸，切勿轻易放弃。

（3）触电患儿转运

在心脏按压和人工呼吸的同时，应尽快把婴幼儿送往医院。这是因为电击后弹离电源或自高空跌下常可并发颅脑、内脏等损伤，如脑外伤、脾破裂、骨折、大出血等。因触电引起的局部灼伤也应及时到医院治疗。

3. 注意事项

（1）救护者绝对不能用湿布或用手直接接触触电的婴幼儿，以免自身触电。

（2）触电婴幼儿脱离电源后，观察婴幼儿是否有心跳、呼吸，如已停止，应立即在现场实施心脏按压和人工呼吸，切勿轻易放弃。

任务四　婴幼儿烫伤的应急处理与预防

任务描述

婴幼儿烫伤在居家伤害事件中占据的比例很高，尤其是当婴幼儿会爬、会走、会自己坐在餐桌上用餐时，烫伤就成为父母们重点关注的问题。一旦发生烫伤事件，父母一定不能马虎，要在第一时间正确处理，并立即送婴幼儿就诊。

任务分析

烫伤婴幼儿的初步急救

一、知识要求

1. 婴幼儿皮肤结构的解剖特点

（1）皮肤的类型

被覆体表极大部分的皮肤为薄皮皮肤，手掌、足底、手指及足趾的掌面皮肤为厚皮皮肤。

（2）皮肤的微细结构

皮肤的结构分为表皮和真皮。表皮为角化的复层扁平上皮。真皮为致密的结缔组织。

（3）表皮的分层与角化

①基底层

基底层位于表皮的最深层，为一层立方体形或矮柱状细胞。其生理功能有增生和修复功能。

②棘层

棘层位于基底层的浅面，由4~10层多边形的棘细胞组成。

③颗粒层

颗粒层位于棘层的浅面，由3~5层梭形的细胞组成。

④透明层

透明层位于颗粒层的浅面，由2~3层较扁平的梭形细胞组成。

⑤角质层

角质层位于表皮的最浅层，由几层至几十层扁平角化细胞组成。其生理功能是构成皮肤浅面的牢固屏障。

2. 婴幼儿烫伤的原因

烫伤是由于高温物质（如开水、热汤、热油、蒸汽等）、火焰、腐蚀性化学物质或放射线所引起的皮肤和组织损伤。婴幼儿以烧伤、烫伤为多见。

3. 婴幼儿烫伤的症状

轻度烫伤后皮肤表面呈现红色。重度烫伤时皮肤可出现水泡或表皮剥脱。

4. 婴幼儿烫伤的预防

（1）不要把热的食物或者开水放在桌子边缘，以防不小心碰倒后洒在婴幼儿身上，如图8-10所示。

（2）怀抱婴幼儿时不要端热饮料或较热的食品，如图8-11所示。

（3）喂食热汤、热粥等，要晾温后方可让婴幼儿接近。

（4）为婴幼儿洗手、洗澡时应先放冷水再放热水。把婴幼儿放进浴缸之前，要用水温计测试或以手腕内侧皮肤试温，以不烫手为宜。水温在37℃~38℃为适宜，如图8-12所示。

（5）不要让婴幼儿靠近热源，避免烫伤，如图8-13所示。

（6）不要让婴幼儿随意进入厨房。热水瓶、盛热汤的碗要放在婴幼儿够不着的地方，煮完食物的热锅也要马上用冷水冷却，如图8-14所示。

（7）在家中端热汤或热水时，要大声地告诉婴幼儿不要靠近，以免其在不知情的情况下跑来撞翻汤水。

（8）用电熨斗熨衣物时应避免婴幼儿靠近，熨完后应及时收拾好电熨斗。

（9）冬天，家里的取暖器应装防护装置，以免婴幼儿被暖气烫伤。

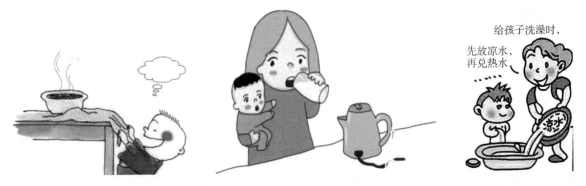

图8-10　婴幼儿烫伤的预防（一）　　图8-11　婴幼儿烫伤的预防（二）　　图8-12　婴幼儿烫伤的预防（三）

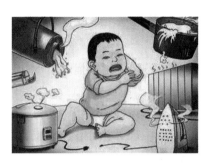 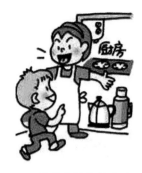

图 8-13　婴幼儿烫伤的预防（四）　　　　图 8-14　婴幼儿烫伤的预防（五）

（10）对于稍大点的婴幼儿，父母可以采用适度的"伤害教育"。如在不会被烫伤的前提下，让婴幼儿摸一下稍热的碗，他会知道烫，然后再告诉他，凡是看到盛了热汤热菜的碗，都不能碰。婴幼儿有过一次"被烫"的体验，就不敢再接近热源了。

5. 婴幼儿烫伤的急救

当婴幼儿不慎被烫伤时，大人一定要保持冷静，第一时间进行必要的居家紧急处理，将烫伤所造成的伤害减小到最低程度。具体步骤如下：

（1）保持镇静，让婴幼儿迅速脱离热源并安抚婴幼儿。

（2）马上带婴幼儿去水龙头下用冷水冲洗烫伤部位，持续冲 15 min 以上，让伤处迅速、彻底地散热，使皮肤血管收缩，减少渗出与水肿，缓解疼痛，减少水疱的形成，防止创面形成疤痕。

（3）如果被烫伤部位有衣物覆盖，需先用剪刀小心地剪开衣物，如果衣物粘连在伤口上，粘连部分不要强硬剪开。

（4）创面不要涂抹任何药水或药膏，也不要涂抹所谓的民间偏方，如酱油等，以免造成伤面感染，影响医生对伤势的判断。

（5）如果伤面上出现小水疱，大人不要把水疱挑破，以免造成感染。如果水疱已经破裂，应用消毒纱布或干净的毛巾遮盖保护。

（6）在去医院途中，可以给婴幼儿喝一些淡糖盐水（在白开水中加少许糖和盐），以补充婴幼儿体液，防止脱水。

6. 婴幼儿烫伤急救后的护理观察

婴幼儿烫伤后要观察婴幼儿的体温、脉搏、呼吸等生命体征，积极做好预防伤处感染的护理。

（1）浅度小面积烧伤，无须住院，在门诊治疗，以家庭护理为主。

（2）护理时暴露创面，保持室内相对恒定的温湿度：夏季 28 ℃ ~ 32 ℃，冬季 32 ℃ ~ 34 ℃，湿度 40% ~ 50%。

（3）注意通风换气。

（4）患儿的衣裤和床上用品要勤洗勤换，以免造成创面感染。

（5）为了防止患儿抓伤、擦伤创面，二度烧伤者可采用包扎疗法，用纱布覆盖后，再用绷带包扎。

（6）体温超过 38.5℃，注意物理降温，降温时，特别是高热期，应重视环境降温，利于患儿降热。

（7）患肢宜抬高，促进静脉及淋巴回流，减轻肿胀。

（8）观察患儿体温和小便情况。

（9）患儿口渴不宜饮白开水，在医生指导下饮用烧伤饮料或糖盐开水，以免引起水中毒、急性胃扩张。

二、技能要求

1. 操作准备

用物准备：冷水或冰块、小脸盆、小毛巾、烫伤软膏、棉棒、污物桶。

2. 操作步骤

（1）脱离热源

迅速脱离热源，移开热源，如热水袋、热水瓶、开水壶、饭锅、盐酸、硫酸或者含强碱的溶液等。

（2）冷水冲洗烫伤皮肤

用流动冷水对烫伤处冲淋 5~10 min，如图 8-15 所示。也可用干毛巾包冰块置烫伤部位降温。这样可降低体表温度，减轻创面的受伤程度及止痛。

（3）清理烫伤部位衣物

尽快脱去或剪掉烫伤部位的衣、帽、鞋、袜等。若衣服和皮肤粘在一起切勿撕拉，将未粘在皮肤上的衣服剪开，如图 8-16 所示。粘着的部分让其留在皮肤上送往医院处理。如果身上还沾有热粥、热菜等要轻轻擦去。

（4）涂药

创面呈红色但无起泡时，可用棉棒蘸蓝油烃涂于患处，如图 8-17 所示。若皮肤表面出现小水泡时，尽量不挑破，待其自行吸收，以免感染。若皮肤表面出现大泡状或表皮剥脱时要及时送往医院处理。

（5）最后，整理用物。

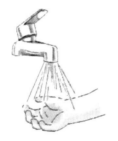 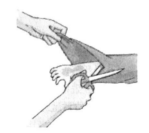 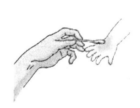

图 8-15　冷水冲洗烫伤皮肤　　图 8-16　清理烫伤部位衣物　　图 8-17　涂药

3. 注意事项

（1）婴幼儿发生烫伤时要及时降温，越早越好，如果烫伤时间超过 10 min 再做降温，则作用不明显。

（2）创面忌涂酱油、黄酒等，也不要涂紫药水、红药水等。

（3）眼睛里溅入强酸强碱，应立即分开眼皮，将凉开水倒入壶中，对眼睛冲洗 10~15 min。

♥ 思考与练习

一、简答题

1. 婴幼儿骨骼的解剖生理特点及骨折急救的一般原则是什么？

2. 婴幼儿发生溺水的常见原因及症状有哪些？

3. 婴幼儿发生触电的原因有哪些？

二、操作题

1. 对四肢骨折婴幼儿进行初步的急救护理。

2. 对溺水婴幼儿进行初步的急救护理。

3. 对婴幼儿触电的预防并对触电婴幼儿进行初步的急救护理。

4. 对婴幼儿烫伤的预防并对烫伤的婴幼儿进行初步的急救护理。

第四模块　早教中心重大突发事件的应急处理与预防

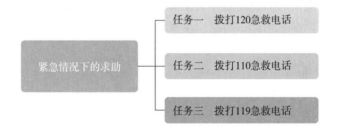

　　本模块主要阐述了紧急情况下的求助及选取了幼儿被冒领或走失、暴力伤害、火灾以及地震这四类早教中心可能出现的重大突发事件，重点介绍了这些事件的主要诱因、危害、应对方法以及预防要点等。要做到有效预防和应对这些突发事件，不仅需要早教师熟练掌握规范的应对流程和方法，更需要管理者提前做好充分的应急预案，明确责任与分工，并在平时的模拟演练中增强师幼安全意识。

单元九　紧急情况下的救助

紧急情况下的求助

- 任务一　拨打120急救电话
- 任务二　拨打110急救电话
- 任务三　拨打119急救电话

学习目标

知识目标

1. 了解早教中心紧急情况下求助的意义及主要求助对象。

2. 知道120、110、119等常用特服电话的功能、拨打步骤及注意事项。

3. 懂得及时、正确的求助对于紧急救助的重要意义。

能力目标

能根据具体情景选择正确的求助对象，并能规范地完成求助过程。

情感目标

1. 热爱保育事业。

2. 树立团队合作意识。

任务一　拨打 120 急救电话

任务描述

　　120 是全国统一的紧急医疗救护中心的号码。当在院外发生危急重症时，拨打 120 是向急救中心求助最简便、快捷的方式，急救中心接到电话可立即派出救护车和急救人员赶赴现场。

　　当幼儿突发急症或意外伤害时，早教师应在对幼儿的伤病情况进行评估后判断是否需要拨打 120 急救电话。如果需要拨打，可在接通 120 急救电话后参考以下步骤与接线人员通话。

任务分析

一、紧急情况下求助的意义

1. 紧急情况下求助的意义

　　坚持团队协作是早教中心紧急救助的基本原则之一。当早教中心师幼发生紧急伤病事件时，现场早教师应根据事件的具体性质及时向周围同事或专业机构寻求援助。

　　在紧急时刻，早教师如能及时、规范地寻求援助可以有效提高伤病救助的效率，减轻师幼因意外伤病导致的伤害，有时甚至可以挽救生命。因而，在紧急伤病事件发生后，及时、正确地求助也是早教师应具备的一项基本能力。

2. 紧急情况下求助的对象

　　一般情况下，当幼儿发生意外伤病时，无论其伤病程度是轻度还是中重度，早教师都应该优先向身边的同事寻求帮助。因为他们是最熟悉幼儿的人，能最快速地提供有效帮助。例如，他们可以帮助你照看现场的其他孩子，帮助你拨打紧急求助电话，并联系幼儿家长。在早教中心紧急救助的过程中，坚持团队协作是确保救助效果的重要前提。早教师之间的密切配合、相互协作可以让患儿得到及时、有效的救助。

　　在某些特殊情况下，如果现场只有一个人，不能抛下其他孩子而只照顾伤病的幼儿，这时，可以用最短的时间先让其他孩子迅速地集中在一起，并让孩子们围成圆圈坐在早教师的视野范围内，开展相应的活动，如唱歌、看书等。

　　当发生中重度伤病事件时，除了向身边同事求助外，现场的早教师还应及时向专业机构寻求援助。目前，我国大陆地区常用的专业救援特服电话包括：120 医疗急救电话、110 治安报警电话和 119 消防报警电话。这些电话号码可以通过任何能正常使用的座机、手机、公共电话亭拨报，一定要就近、及时拨打。

3. 紧急情况时的注意事项

　　（1）在拨打专业救援特服电话时，最好使用普通话，确保接线员能清楚听到你的话语。

　　（2）幼儿的生命安全无小事，错误的求助方式可能会导致紧急援助延迟、幼儿伤病情况加重以及公共资源浪费等严重后果。

　　（3）即使在手机欠费或者信号差时仍可以拨打特服电话。

二、如何拨打 120 急救电话

1. 拨打 120 的步骤

　　当幼儿突发急症或意外伤害时，早教师应在对幼儿的伤病情况进行评估后判断是否需要拨打 120 急救电话。如果需要拨打，可在接通 120 急救电话后参考以下步骤与接线人员通话。

（1）确定对方是否是医疗救护中心。

（2）冷静、详细地说明伤病时间，伤患者所在的具体地点（要详细到门牌号），现场情况（谁、发生了什么、症状如何）以及呼救者的信息（姓名、联系电话），方便救护人员与呼救人联系。

（3）听清接线员的询问，如实报告相关信息。如果情况紧急，可在接线员电话指导下对婴幼儿实施初步的救助措施。

（4）等接线员挂电话后再结束通话。

2. 拨打 120 急救电话的注意事项

（1）挂断 120 急救电话后，在救护车到达前，联系人应保持电话畅通，并派人到主要路口或门口等候、接应救护车，还要为救护车留出足够的进出空间，安排好陪同人员。

（2）说明现场情况时应尽可能提供详细信息（如：多少孩子，发生了什么，现在怎样了，有无过往病史，已采取何种救助措施），以便急救中心调集救护资源。

（3）早教中心急救的原则是就近、就急。在病情允许的情况下，应考虑伤病儿家属意愿，优先考虑"就近"原则。

（4）若在 20 min 内救护车仍未出现，可再拨打 120。如病情允许，不要再去找其他车辆。

（5）特殊情况处理：如果现场有危险，应该将伤病儿转移至安全场所等待救助；如果是服药或食物中毒，要把可疑的药品或食物留样带上；如果是发生断肢，要带上断离的肢体等。

3. 预防措施

为了提高急救效率，同时避免因慌乱而出现失误，应做好以下几项工作：

（1）在每个教室的固定电话边上贴一张医疗应急联系卡片（包括附近医院的地址、紧急联系人、联系电话等信息）。

（2）提前了解每个幼儿的健康状况，尤其是有特殊疾病史的幼儿信息，必要时应记录其常用药和家长指定医院，并将记录本放于教室中。

（3）早教中心与家长提前签好"紧急情况送医委托书"，以便在某些紧急情况下或无法与幼儿家长取得联系时由早教中心负责将幼儿送医，且教师、保健员或早教中心代表应陪同。

任务二　拨打 110 急救电话

任务描述

110 是全国统一的报警电话号码。110 报警电话负责受理刑事、治安案件，自然灾害、治安灾害事故，以及各种危及人身、财产安全或者社会治安秩序的群体性事件等紧急危难求助。接到报警后，调度中心会安排最近的派出所、交警和相关部门的 110 值勤民警负责到现场处理警情。

目前，我国很多城市的公安 110 与 120 急救中心实现了联网，拨打 110 也可得到紧急救护，特别是在发生了因刑事案件、纠纷、意外事故等导致人员受伤的时候，110 不仅可以安排救护车急救，还可将伤者送到其管辖的法检医院，帮助进行伤情鉴定。

任务分析

如何拨打 110 急救电话

1. 拨打 110 的步骤

发生民事纠纷、刑事案件或者其他需要警察协助的事件时，早教师应该立即拨打 110 报警电话求助。

在 110 报警电话接通后可参考以下步骤与接警人员通话。

（1）确定对方是否是 110 报警中心。

（2）冷静、如实地说明案发时间，事件具体地点（要详细到门牌号），现场情况（发生了什么、有无人员受伤）及报警人的基本情况（姓名、联系电话、具体位置等）。

（3）听清接警员的询问，如实回答接警员需要了解的内容，以便接警员做出准确的判断，采取适当的措施。

（4）等接警员挂电话后再结束通话。

2. 拨打 110 报警电话的注意事项

（1）如现场安全，报警人在报警后应在原地等候民警，保持电话畅通，以便民警能迅速、准确地找到你。

（2）有案发现场的，要注意保护现场，不要随意翻动，以便民警赶到现场提取物证、痕迹；除了营救伤员，不要让任何人进入。

（3）如遇到刑事案件、治安案件时，应首先保护好自身安全，不作无谓的牺牲。

（4）如有人员受伤较重，应先拨打 120，再拨打 110 报警。

（5）在等待民警赶到现场的过程中，如有情况变化应随时拨打 110 告知，以便民警视警情进一步处理。

（6）民警到达后，报警人应积极主动协助民警调查。

3. 预防措施

（1）在某些特殊情况下，如果不方便通话，还可以编辑短信发送至 12110 报警。

（2）托幼机构应该提前与当地公安机构建立突发事件应急报警系统，提升出警效率。

（3）使用手机 APP "公安 110"，可以实现视频报警、电话报警（110 或 122）、短信报警、寻人启事、静默报警、模拟报警、火灾报警等功能。

任务三　拨打 119 急救电话

任务描述

119 是全国统一的消防报警电话号码。公民在遇到火灾、危险化学品泄漏、道路交通事故、地震、建筑坍塌、空难、爆炸、恐怖事件、重大环境污染、核与辐射事故和突发公共卫生事件时均可拨打 119 消防报警电话。

任务分析

如何拨打 119 急救电话

1. 拨打 119 的步骤

早教师在遇到火灾、幼儿溺水、地震等紧急情况时可以拨打 119 消防报警电话求助。在 119 报警电话接通后可参考以下步骤与接线人员通话。

（1）确定对方是否是 119 消防指挥中心。

（2）冷静、详细地说明事发时间和地点（要详细到门牌号），现场情况及报警人的基本情况（姓名、联系电话、具体位置等）。

（3）注意听清接警中心提出的问题，以便正确回答。

（4）等接线员挂电话后再结束通话。

2. 拨打 119 消防报警电话的注意事项

（1）报警人描述现场情况时要尽可能多地提供相关信息（如：着火楼层或起火处、起火物品、火势大小；有无人员受伤或被火围困者、有无爆炸危险物等)。

(2) 报警完毕后，应立即派人到所报告的标志建筑处等候消防车，并指引消防车赶赴现场。

(3) 尽快启动消防应急程序，相关负责人员组织师幼有序撤离。

(4) 如果险情发生了新的变化，要立即告知消防队，以便他们及时调整部署。

(5) 如果火情较严重，不要冒险进入火场，避免无谓牺牲。

(6) 消防人员到达后，报警人应积极主动协助消防人员调查。

3. 预防措施

(1) 消防安全重在平时的预防，早教师应重视日常消防演练和安全检查工作。

(2) 托幼机构应建立完善的消防应急程序。发生险情时，早教师应立即按分工就位，组织初期灭火和撤离。

(3)《中华人民共和国消防法》第四十四条规定："任何人发现火灾都应当立即报警。任何单位、个人都应当无偿为报警提供便利，不得阻拦报警。严禁谎报火警。"

单元十　早教中心突发事件的应急处理与预防

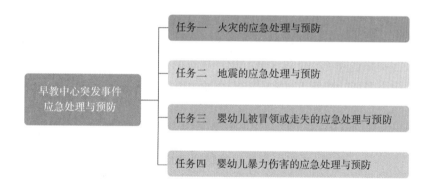

婴幼儿的健康与安全除了受到各种急症和意外伤害的影响外，还受到一些自然灾害、人为犯罪等突发事件的威胁，例如地震、火灾、暴力伤害、幼儿被冒领或走失等。这些突发事件有些是由客观因素引发的，有些则因人为因素而起。由于这些突发事件往往容易造成较大的人员伤亡和财产损失，因而，如何有效预防和应对这些突发事件以确保师幼身心健康，是所有早教中心管理者及早教师应重视的工作内容。

学习目标

知识目标

1. 知晓火灾的概念、主要危害及常见原因。

2. 熟悉早教中心火灾事故的预防措施。

3. 知晓地震的概念及危害。

4. 熟悉地震发生后的主要应对措施。

5. 知晓婴幼儿被领或走失的概念、危害及常见原因。

6. 熟悉早教中心暴力伤害事件的预防措施。

能力目标

1. 能结合应急预案，模拟早教中心火灾事故的紧急应对过程。

2. 能结合应急预案，模拟早教中心地震事故的紧急应对过程。

3. 能结合应急预案，模拟婴幼儿被冒领或走失后的紧急应对过程。

4. 能结合应急预案，模拟暴力伤害事件的紧急应对过程。

5. 能在应急处理过程中模拟与相关人员进行有效的沟通。

情感目标

1. 热爱保育事业。

2. 树立团队合作意识。

任务一 火灾的应急处理与预防

任务描述

国家标准《消防词汇 第1部分：通用术语》（GB/T 5907.1—2014）中火和火灾的定义：火是以释放热量并伴有烟或火焰或两者兼有为特征的燃烧现象；而火灾则是指在时间或空间上失去控制的燃烧。也就是说，凡是失去控制并造成了人身和（或）财产损害的燃烧现象，均可称为火灾。在各种突发事件中，火灾是威胁早教中心及托幼园所人员和财产安全的主要灾害之一。

任务分析

火灾的应急处理与预防

一、火灾的定义

燃烧是可燃物与氧化剂发生的一种氧化放热反应，通常伴有光、烟或火焰。可燃物、助燃物、着火源这三个要素是产生燃烧的基本条件，如果缺少任何一个要素，燃烧都不能发生。因而，预防火灾事故就是要避免这三者的结合，而灭火的原理就是破坏三者的结合。

可燃物是指所有能与空气中的氧或其他氧化剂起燃烧化学反应的物质。按可燃物的物理状态可将其分为气体可燃物（如天然气、液化石油气、沼气等）、液体可燃物（如汽油、柴油、酒精等）和固体可燃物（如煤、木材、棉、麻、纸、塑料等）三种类别。

助燃物则是指与可燃物结合能导致和支持燃烧的物质，如广泛存在于空气中的氧气。在一定条件下，不同的可燃物发生燃烧，均有本身固定的最低氧含量要求。氧含量过低，即使其他必要条件已经具备，燃烧仍不会发生。

着火源是指具有一定能量，能够引起燃烧的热能源。常见的着火源有明火（如炉火、烛火、焊接火、吸烟火、撞击或摩擦火等）、电弧及电火花（如电气设备、电器开关及漏电打火；电话、手机等通信工具火花；物体静电放电、人体衣物静电等静电火花等）、雷击、高温（如高温加热、烘烤、机械设备故障发热、摩擦发热等）、自燃起火等。

二、火灾蔓延的特征

火灾出现后，在其逐渐蔓延的过程中可能会伴随着各种特征，而这些特征正是提醒我们及时撤离的重要信号。然而，在许多伤亡重大的火灾案例中，许多人在火情扩大前都发现了异常现象，但却少有人察觉到会发生火灾。因而，早教师十分有必要掌握几种辨识火灾的有效方法，以便及时发现危险后组织幼儿安全撤离。

1. 听

如果听到有人喊"起火啦"，或听到"玻璃破碎声""噼里啪啦"等燃烧的声音，再或者火警报警装置发出尖锐声响时，早教师应尽快确认是否有火灾发生，并及时组织幼儿撤离危险地带。

2. 闻

火灾发生后，塑料、海绵、纺织品、木材等可燃物在燃烧时会产生各种刺鼻难闻、毒性巨大的烧焦或烧糊气味，早教师如果闻到类似味道时应警惕火灾的正在发生。

3. 观

火灾发生后，可燃物燃烧时通常会释放出大量白色或黑色、刺鼻的烟雾，并逐渐蔓延至各个角落，早教师如果看到有不明烟雾从楼道、窗外、门缝等地方冒出，就要意识到可能有火灾发生，应尽快撤离。

三、早教中心火灾的常见原因

火灾事故时有发生，严重威胁着师幼的生命安全和财产安全。火灾的发生主要有以下几个原因。

1. 教职工消防安全意识薄弱

早教中心火灾事故的发生与早教师、保教人员消防安全意识薄弱是密切相关的。缺少基本的消防安全意识就容易忽略身边潜在的危险，不能及时发现并上报火灾隐患，也容易出现违规使用电器、超负荷用电、忘关电器等可能导致火灾的行为。安全意识的缺失会导致日常消防演练和安全教育流于形式。

2. 室内易燃物多

早教中心的室内装饰一般会大量使用纸、木头、布料、塑料等可燃、易燃材料，且每个班级室内都有较多的橱柜、桌椅、床铺、玩具、书籍、电器等设施设备，一旦遇到着火源极易引起火灾。

3. 日常消防管理的缺失

缺少日常消防管理制度或制度落实不到位是导致早教中心出现火灾事故的重要原因。例如：每天晨检时安全检查不严，幼儿携带了易燃物或危险品入园；电器设备、电线、消防设施等年久失修、失效，未被发现并及时更新；没有开展定期消防安全排查工作；教职工缺少消防培训，缺少火灾预防和应对的知识与技能等。

4. 消防部门监管不足

早教中心所在地的消防监管部门的有效监督是确保早教中心消防安全工作实施的外部力量。如果监管不力，则容易让早教中心管理人员忽视消防安全工作，而出现消防安全隐患。例如，在未通过消防验收的情况下仍然开展教学工作、招收过多的孩子、在三楼以上安排幼儿活动室、安全疏散出口被堵塞等，这些违规做法可能增加火灾发生的概率。

四、早教中心火灾的危害

俗话说"水火无情"，火灾已成为危害社会公共安全的重要因素之一。早教中心一旦发生火灾事故，既可能直接造成师幼人员伤亡和财产损失，也可间接地长期影响受害者及其家庭成员的身心健康，还可能给当地社会造成严重的不良影响。

首先，火灾对早教中心内的孩子和教职工的健康与生命安全有巨大的威胁。

火灾发生后，燃烧所产生的高温环境和强大的热辐射将严重损害人体的皮肤、眼、呼吸道等部位，很快出现血压下降、气管充血、肺水肿、虚脱等危险。同时，燃烧所产生的热烟尘、有毒烟雾、有毒气体和缺氧环境极易引起中毒、意识丧失、呼吸终止等情况，严重者会因窒息而死亡。因而，火灾事故轻则可能导致受害者身体伤痛，留下心理阴影，严重者则会失去宝贵的生命。

其次，火灾还可能造成早教中心巨大的财产损失和严重的社会影响。

一场大火可能烧掉建筑物内的所有装饰、设备及物品，带来巨大的经济损失。同时，火灾事故一定程度上将影响早教中心的正常教学和生活秩序，家长可能会对早教中心的安全管理能力提出质疑，进而生源也会受到影响。

最后，早教中心作为一个特殊的教育场所，集中了大量缺少自我保护能力和疏散自救能力的幼儿，他们在面对火灾事故的时候容易惊慌失措、陷入恐惧，无法做出正确判断。因而，早教中心一旦发生火灾事故，在组织安全疏散方面较为困难，往往容易出现人员伤亡，给社会和家庭都带来无法挽回的惨重损失。

五、早教中心火灾的预防

火灾可以吞噬一切，消防安全预防第一。为了有效避免火灾事故的发生，将事故的危害降到最低，早教中心教职员工需要时刻紧绷预防的神经，增强消防意识，做好火灾预防工作。具体可参考以下几点：

1. 早教中心设计、装修符合消防要求

早教中心的选址、建筑结构、室内外装修设计（包括材料选取）都应严格按照消防部门的要求执行。例如：早教中心的选址应远离加油站、化工厂、存有易燃易爆物的仓库等危险地段；早教中心楼层尽量不高于三层，超过三层的楼层不安排教学班级，每个楼层如果班级数量较多（幼儿人数较多），应设置多个疏散通道；早教中心的装修材料应选用一定标准的防火或耐火材料；所有消防疏散通道应安装明显提示标志；疏散用楼梯和疏散通道上的阶梯，不得采用螺旋楼梯和扇形踏步；疏散门应向疏散方向开启，且不应采用吊门、拉门或转门等。

2. 建立健全的消防管理制度

早教中心应根据有关部门要求，制定完善的消防安全管理制度，根据实际情况制定火灾应急预案，成立消防工作小组，再层层落实消防安全责任。明确职责之后的关键在于工作的落实，消防工作小组成员应定期对各责任区进行消防安全自查，按计划定期参与火灾应急演练等工作。

此外，早教中心还应按照消防要求安装消防设施设备（如烟雾探测器、火警报警装置、喷淋装置、消防栓、防毒面具、逃生绳索、应急灯、消防标志等），并安排人员做好日常维护，定期检查设备是否能正常工作。如果设备有损坏或老化，应及时维修或更换。疏散楼梯、走廊、消防门等安全通道应做好日常管理，禁止堆放杂物，正常教学期间不得关闭或上锁，应始终保持畅通，以便紧急疏散时可以迅速有效撤离。

3. 加强教职工应急能力培训

早教中心应定期组织所有教职员工参加消防安全培训，使每个员工增强火灾预防的意识，掌握火灾预防的基本知识、灭火的基本方法、火场逃生的基本技能等。此外，还应成立志愿消防灭火队，在突发火灾时承担初期的灭火责任。

4. 规范电器使用

早教中心应严格管理各种电器，避免因错误操作或违规操作而引发火灾。例如，应禁止使用电水壶、电炉等大功率电器；各种电器在不使用时应保持关机状态，教职工下班前须关闭所有电器设备的电源；所有插座应安装在离地 1.6 m 以上的位置；大型电器应由专业人员安装，平时应按规范操作；等。此外，还要安排人员定期检查、记录各电器设备的运转情况，发现异常及时报修或更换。

5. 加强消防安全教育

早教中心应按消防工作规范，要求早教师有计划、有目的地引导幼儿进行消防安全教育，增强幼儿的消防安全意识，掌握基本的自救技能。早教师可以通过课堂集体教学、环境创设、游戏、邀请消防员来班级或早教中心开展消防教育等形式进行消防安全教育。此外，早教师还应对幼儿家长进行消防安全宣传，家园协作教育，避免出现幼儿携带易燃易爆等危险品进入早教中心的危险行为。

6. 认识常见的消防标志

消防标志应标在我们生活中的各个角落，为我们提供重要的火灾预防和应对的提示，因此，认识并理解这些标志的含义对早教师来说十分重要，常见的消防标志如图 10-1 所示。

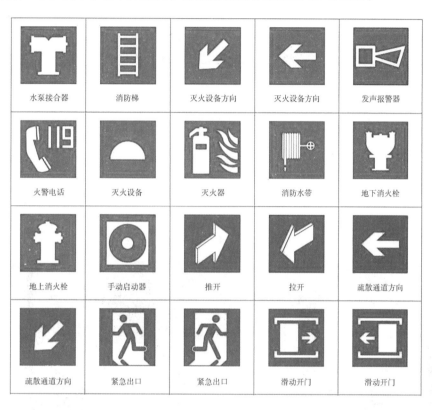

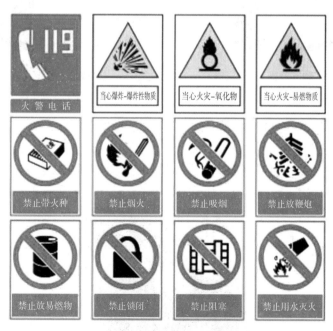

图 10-1　常见的消防标志

六、早教中心火灾的应急处理

为了有效地应对突发火灾事故，早教中心需要事先制定好详细的火灾事故紧急预案，并定期组织师幼开展灭火和火灾疏散演练，以使早教师熟悉紧急预案的程序，明确各自工作职责。这样才能在火灾发生后提高火灾险情的应对效率，避免人员伤亡。

早教中心火灾事故的应急处理原则可概括为：以人员救助为先，以灾情控制为次，以财产设备保全为后，尽可能用最短的时间处置最急迫的灾情，确保师幼安全。当早教师发现火灾信号后，具体可参考以下应急处理措施。

1. 触发警报

发现火情后，早教师应保持镇静，尽快找到并触发附近的消防报警装置（图10-2），以提醒所有教职人员启动火灾应急预案。

2. 初期灭火

如果火势较小，负责灭火的成员（主要是第一目击者及灭火小组成员）应立即拿起附近的消防灭火设备赶赴着火点，进行初期灭火。如果火势较大或无法准确判断，应立即拨打119消防报警电话，在确保自身安全的同时，等待专业消防人员处理，如图10-3所示。

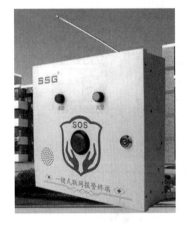

图 10-2 触发警报

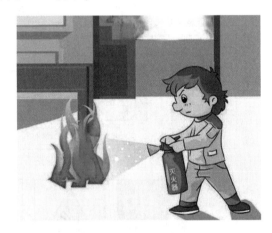

图 10-3 初期灭火

3. 紧急疏散

听到消防报警后，早教师应立即组织幼儿紧急疏散。

（1）负责引导的成员迅速到达各自岗位，协助师幼撤离。

（2）早教师立即指导幼儿用湿毛巾盖住口鼻，再引导幼儿按照既定疏散路线有序疏散到指定的安全场所。通过烟雾区时应提醒幼儿弯腰前行，如图10-4所示。

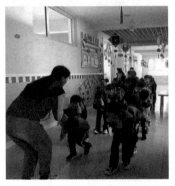

图 10-4 指导幼儿有序疏散

（3）最后离开的早教师应在撤离前迅速检查卧室、盥洗室等场所有无幼儿。

（4）在紧急疏散过程中，早教师要前后呼应，做好幼儿的情绪安抚工作。

（5）到达安全场所后，立即组织幼儿休息，并向救护组报告有无受伤人员，再按当天出勤名单清点人数，确保没有幼儿停留在危险区域。

4. 医疗救护

负责医疗救护的成员应尽快确认师生的受伤情况，并上报早教中心负责人。如果有人受伤，应将伤员转移到安全位置，同时对伤员采取紧急救助措施。如果有必要，应立即拨打120急救电话。

5. 通知家长

消防警报解除后，早教师应根据统一工作安排，及时联系幼儿家长，要求家长尽快将孩子接回，并认真做好交接工作。如果有幼儿受伤，应单独联系幼儿家长；如果有幼儿失踪，应由早教中心负责人与家长沟通。如果暂时联系不上家长，应由早教师做好看护工作。

6. 事后沟通与疏导

将受损的设备、建筑进行隔离与维修，并尽快恢复日常工作，重点关注在火灾中受伤的幼儿，以及在火灾后有身心异常反应的幼儿，做好心理疏导与后续追踪工作，必要时可寻求专业心理辅导机构的帮助。

7. 信息上报与公开

将火灾引发的受损情况和人员受伤信息上报相关机构或对外公开。

8. 记录归档

七、早教中心火灾的应急处理注意事项

（1）如果发现火灾时火情较小，第一目击者应该立即用身边的消防设备将"小火"扑灭，避免延误时机酿成大灾。

（2）火灾发生后，早教师保持情绪稳定非常重要，这可以确保幼儿同样能保持稳定的情绪，从而准确辨别方向，快速疏散。

（3）火灾发生后，确保师幼人员安全永远是第一位的。各班教师应优先照顾好自己班级的孩子，在确保班级所有孩子到达安全场所并有人看护后才能去帮助其他人。

（4）紧急预案启动后，每个人各司其职是确保安全疏散的前提。疏散时不要轻易改变原有演练安排的撤离路线，避免造成拥堵或混乱。

（5）如果有人员未能及时撤离火场，应先评估火场的危险，并尽可能由消防人员进行施救，以减少不必要的伤亡。

（6）如果浓烟和火焰阻挡了教室的紧急疏散通道，早教师应将大门紧闭，并组织幼儿用湿毛巾捂好口鼻，再到阳台或远离火灾的窗边等待救援，并不断向外发出求救信号。

八、灭火器的使用

了解并掌握灭火器的使用方法对于火灾事故的应急处理来说十分有必要，每一个早教师都应该掌握该项技能。干粉灭火器是公共场所常用的灭火器类型，下面就介绍一下干粉灭火器的适用范围及使用方法。

1. 灭火器的使用方法

干粉灭火器中的灭火剂是用于灭火的干燥且易于流动的微细粉末，由具有灭火效能的无机盐和少量的添加剂经干燥、粉碎、混合后制成的细微固体粉末。干粉灭火器适用于扑救各种易燃、可燃液体和易燃、可燃气体火灾，以及电器设备火灾，其使用方法如下（图10-5）。

（1）提取灭火器到现场，将干粉灭火器上下摇晃一下，保证瓶内干粉充分蓬松。

（2）拔掉保险栓。

（3）左手握着喷管对准火源，右手握着压把。

（4）在着火源的上风向、距离火焰2~3 m的地方，右手用力压下压把，左手拿着喷管左右摆动，使喷射干粉覆盖整个燃烧区。

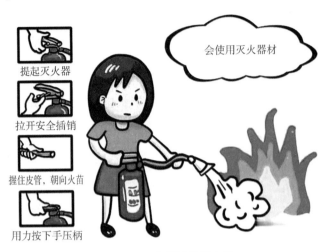

会使用灭火器材

提起灭火器

拉开安全插销

握住皮管，朝向火苗

用力按下手压柄

图 10-5　灭火器的使用方法

2. 灭火器使用的注意事项

（1）使用灭火器时，应不时地检查灭火器上方显示的压力阀的指针，当指针指向安全区域时，代表瓶内原料比较充足，可以放心地使用。当指针指向非安全区域时，则要换成压力值正常的灭火器，如图10-6所示。

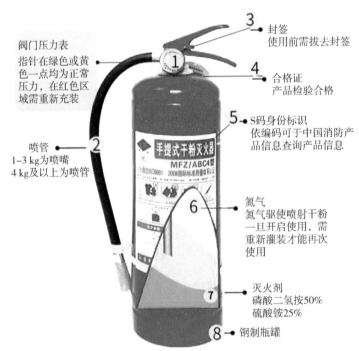

阀门压力表
指针在绿色或黄色一点均为正常压力，在红色区域需重新充装

喷管
1~3 kg为喷嘴
4 kg及以上为喷管

3　封签
使用前需拔去封签

4　合格证
产品检验合格

5　S码身份标识
依编码可于中国消防产品信息查询产品信息

6　氮气
氮气驱使喷射干粉一旦开启使用，需重新灌装才能再次使用

7　灭火剂
磷酸二氢铵50%
硫酸铵25%

8　钢制瓶罐

图 10-6　使用灭火器注意事项

（2）手提式干粉灭火器必须竖立使用，不能倒立使用，如图 10-6 所示。

（3）灭火器的保险销拔掉后，喷管口禁止对着人，避免造成伤害，如图 10-7 所示。

（4）进行灭火时，操作者必须处于上风向，如图 10-8 所示。

（5）注意控制灭火点的有效距离，站得太近可能导致烧伤，站得太远影响灭火效果，如图 10-8 所示。

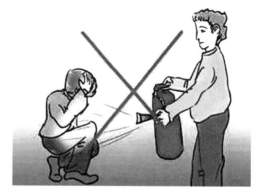

图 10-7　使用灭火器喷管口禁止对着人

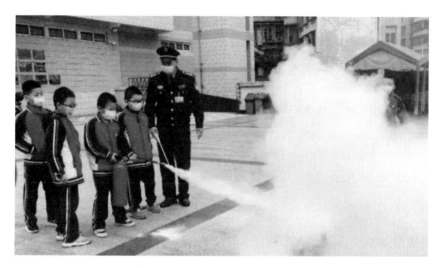

图 10-8　使用灭火器时正确站位

任务二　地震的应急处理与预防

任务描述

地震是地球表层或表层下的震动，其间会产生地震波的一种自然现象。大多数地震是因地球板块运动而引发的，所以地震高发区多集中在板块相互作用的地区。据统计，地球上每年约发生 500 万次地震，就是说每天都要发生上万次的地震，其中绝大多数的地震震级太小或震源太远，以至于人们感觉不到。

任务分析

地震的应急处理与预防

一、地震活跃带的分布

地震时，最基本的现象是地面的连续震动，主要特征是明显的晃动。破坏性地震的地面震动最烈处称为极震区，极震区的人在感到明显的晃动之前，有时会先感到上下跳动，因为地震波从地内向地面传来，纵波首先到达。横波接着会产生大振幅的水平方向的晃动，它是造成地震灾害的主要原因。

目前，世界上主要有三个"地震带"，分别是环太平洋地震带、从地中海向东延伸至喜马拉雅山区和印尼的欧亚地震带、位于各大洋洋中脊的洋中脊地震带。但是，并不是所有地震都发生在以上三个地震带，还有一小部分大地震发生在板块内部，主要集中在大的活动断层带及其附近地区。

中国的地震活动主要集中在五个区域，分别是台湾省及其附近海域；西南地区，即西藏、四川中西部和云南中西部；西部地区，即主要在甘肃河西走廊、青海、宁夏以及新疆天山南北麓；华北地区，即主要在太行山两侧、汾渭河谷、阴山至燕山一带、山东中部和渤海湾；东南沿海地区，即广东、福建等。

二、地震的大小

通常，人们根据地震释放能量的多少来区分地震的大小，用"级"来表示。按震级大小可把地震划分为以下几类。

1. 弱震

震级小于3级。如果震源不是很浅，这种地震人们一般不易觉察。

2. 有感地震

震级等于或大于3级，小于或等于4.5级。这种地震人们能够感觉到，但一般不会造成破坏。

3. 中强震

震级大于4.5级，小于6级。这属于可造成破坏的地震，但破坏程度还与震源深度、震中距等多种因素有关。

4. 强震

震级等于或大于6级，其中震级大于等于8级的又称为巨大地震。

三、地震的成因

地震可由自然现象如地壳运动、火山活动及陨石撞击引起，也可由人为活动如地下核试验引发。目前，主要的灾害性地震大都由地壳的突然运动所造成，如图10-9所示。地震的成因有多种类型，主要包括以下几类。

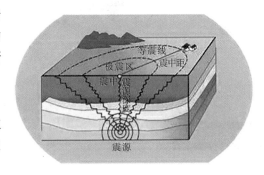

图10-9 地震成因

1. 构造地震

由于地球板块与板块之间相互挤压碰撞，造成板块边缘及板块内部产生错动和破裂而引起的地震，如图10-11所示。这是最为常见的地震成因。

2. 火山地震

火山爆发时，强烈的熔岩冲击地壳，发生爆炸后可使大地震动，从而引起地震，如图10-11所示。火山地震影响范围较小，发生次数较少。

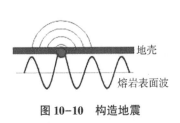

图10-10 构造地震　　　　图10-11 火山地震

3. 塌陷地震

由固岩层（特别是石灰岩）塌陷引起的地震。

4. 诱发地震

在特定的地区因某种地壳外界因素诱发（如陨石坠落、水库蓄水、深井注水）而引起的地震。

地震是一种极其普通和常见的自然现象，但由于地壳构造的复杂性和震源区的不可直观性，构造地震是怎样孕育和发生的，其成因和机制是什么等问题至今尚无完满的解答。但是，目前科学家们比较公认的解释是构造地震是由地壳板块运动造成的。

四、地震的危害

地震的影响范围涉及地球的岩石圈及水圈，因而，当地震发生时，可能会连带引发地表断裂、大地震动、土壤液化、山崩、余震、海啸，甚至是火山活动，并影响人类的生存及活动。而地震所产生的破坏程度除了与震级大小有关外，还与震源深度、距震中远近、震中区的地质条件、建筑物的抗震性能、人们的防震意识、应急措施和预报预防准确性等有关，如图 10-12 所示。

通常，我们将地震所引起的灾害分为直接灾害和次生灾害两大类。直接灾害就是地震的原生现象，如地震断层错动，以及地震波引起地面震动所造成的灾害，主要有地面破坏、建筑物与构筑物的破坏（如道路、桥梁扭曲或折断，房屋倒塌等）、山体等自然物的破坏等；次生灾害是在直接灾害发生后，破坏了自然或社会原有的平衡或稳定状态，从而引发出的灾害，主要有火灾、水灾、海啸、毒气泄漏、瘟疫、山体滑坡和崩塌等，其中，火灾是次生灾害中最常见、最严重的。

此外，由于地震在瞬间发生，地震作用的时间很短，最短十几秒，最长两三分钟，但仍可造成山崩地裂、房倒屋塌，使人猝不及防、措手不及。因而，地震爆发的当时，人们往往无法在短时间内组织有效的抗御行动，从而造成巨大的人员伤亡。例如，2008 年 5 月 12 日的汶川地震，共造成 69 227 人死亡，374 643 人受伤，17 923 人失踪，是破坏力极大的地震。

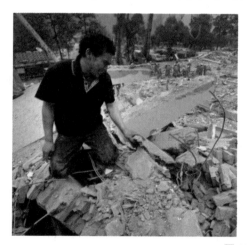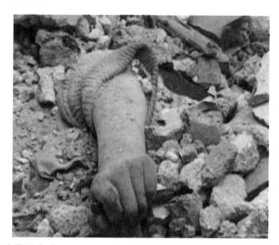

图 10-12　地震的危害

五、地震的防御措施

地震是一种复杂的自然灾害，以当前的科技水平尚很难准确预报地震的到来，而且未来相当长的一段时间内，地震也是很难预测的。但是，当地震发生时，我们可以通过地震预警系统提前对距离震中较远的地区发出地震预警，以争取宝贵的避险反应时间。对于地震，我们更应该做的是提高早教中心的建筑抗震等级、做好日常的防御准备工作。防御地震灾害，可参考以下措施。

1. 重视安全疏散演习

早教中心（尤其是地震多发区）应按照有关部门的要求，制定完备的地震紧急应对预案，并定期组织师生进行避震安全演习。早教师和幼儿需要在日常演练中熟悉避震程序、安全姿势、撤离疏散路线、安全场地等，同时培养冷静、沉着应对紧急灾难的心态，这样才能在地震发生时快速、有序地应对。

2. 管理早教中心内部设置

首先，控制早教中心每个班级的幼儿人数可以有效降低地震带来的人员伤害，同时还有利于教师迅速组织幼儿逃生，避免因人多而拥挤；其次，鉴于不同年龄幼儿的反应速度、动作协调性等差异较大，低龄班级应设置在一楼教室，便于紧急疏散，大龄班级可设置在二楼、三楼教室；最后，早教中心的楼梯、走廊等安全通道应做好日常管理，不随意堆放杂物，不锁门，保持畅通，以便紧急疏散时可以迅速有效地撤离。

3. 做好避震安全教育

早教中心每学期都应按规定统一制定避震安全教育方案，各班级的保教人员则应按预定方案有计划、有目的地开展避震安全教育，通过课堂教学、游戏模拟等形式来引导幼儿学习与地震有关的知识，掌握地震逃生的技能。避震安全教育还应发挥家长的作用，通过家园协作共同培养孩子的紧急应对和自我保护能力。

4. 组织教职工参加避震培训

发生地震时，教师的角色至关重要。早教中心应经常组织所有教职员工参加专业的避震逃生培训，了解更多的地震知识和逃生技巧。这样才能让早教师在地震发生时沉着冷静地引导幼儿紧急应对。

5. 准备地震应急设备和物资

早教中心的建筑物内都应在重要位置安装应急灯、紧急疏散标志等设备；在墙角或室内固定位置放置含有食物、水、药品等物的急救包，以便地震发生后供被困人员使用，但要做到经常检查和更换；还可以为楼层高的教室配备逃生滑梯、逃生绳索、逃生气垫等设备。在准备避震物质的同时，还应引导幼儿认识、了解这些物资的位置及功能。

六、地震的应急处理

由于地震往往发生在一瞬间，留给人们反应的时间非常有限，再加上早教中心幼儿较密集，且他们的行动能力和自救能力都较弱。因而，在地震发生前，熟练的避震演习，以及地震发生时早教师的冷静组织与紧密协作对保护幼儿的安全起着重要的作用。地震发生时，可参考以下措施来进行应急处理。

1. 触发警报

地震发生后，负责警报的人员触发地震警报系统，提醒所有教职员工迅速启动地震应急预案。

2. 组织避险

早教师感受到摇晃或听到地震警报后应保持镇静，并立即提醒幼儿："地震了！"再根据当时所在位置组织幼儿避险，直到晃动平息。

（1）位于室内时，如图10-13所示，早教师指导幼儿按"DCH避震法"避险，提示语如："快蹲下！""躲到桌子下面去！""抓稳桌腿！""有老师在，不要害怕！"等。

如果室内刚好无坚硬的桌子，早教师应组织幼儿保持安全姿势躲在教室墙角、低矮且坚硬的家具旁等"生命三角"位置。此时，早教师也要保护好自己。

（2）位于楼梯或走廊时，如图10-14所示，早教师应组织幼儿立即转移到最近楼层的平地上，并紧靠墙边蹲下，双手抱头保持安全姿势。

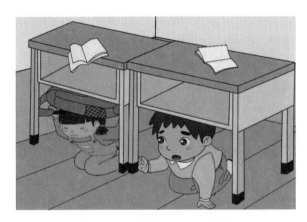

图 10-13　地震时室内应急处理

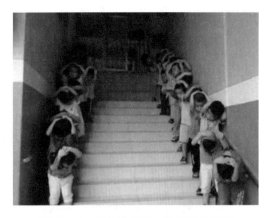

图 10-14　地震时楼道、楼梯应急处理

（3）位于户外场地时，如图 10-15 所示，早教师应要求幼儿用手保护头部，并向空旷处集合，然后保持安全姿势休息。提示语为："快蹲下！""保护头部！""到老师这边来！""老师在，不要怕！"等。如果有幼儿正在大型户外玩具上，应提示幼儿："蹲下！""抓稳！""不要动！"等晃动平息后再让其下来。

3. 紧急疏散

晃动平息后，早教师应立即组织幼儿紧急疏散，如图 10-16 所示。

（1）早教师、保教人员先给幼儿发放防灾头巾（也可以是书包、毛毯等）保护头部，再组织幼儿按既定的疏散路线向指定的安全场所有序撤离。早教师应在队伍的前后相互呼应。

（2）最后离开教室的早教师应在撤离前迅速检查卧室、盥洗室等场所有无幼儿。

（3）到达安全场所后，立即组织幼儿保持安全姿势休息，并向救护组报告有无受伤人员，再按当天出勤名单清点人数，确保没有幼儿停留在危险区域。

4. 初期灭火

晃动平息后，负责灭火的成员应检查有无着火点，如果火势较小，则尽可能进行初期灭火，如果火势较大，应及时联系 119 消防中心，由消防部门处理。

5. 医疗救护

负责医疗救护的成员应尽快确认师生的受伤情况，并上报早教中心负责人。如果有人受伤，应将伤员转移到安全位置，同时对伤员采取紧急救助措施。如果有必要，应立即拨打 120 急救电话。

6. 通知家长

到达安全场所后，各班早教师应根据统一工作安排，及时联系幼儿家长，要求家长尽快将孩子接回，并认真做好交接工作。如果有幼儿受伤，应单独联系幼儿家长；如果有幼儿失踪，应由早教中心负责人与家长沟通。如暂时联系不上家长，应由各班早教师做好看护工作。

7. 事后沟通与疏导

找出受损的设备、建筑，对其进行隔离维修。尽快恢复日常工作，重点关注在地震中受伤的幼儿，以及在震后有身心异常反应的幼儿，做好心理疏导与后续追踪工作，必要时可寻求专业心理辅导机构的帮助。

8. 信息上报与公开

将地震引发的受损情况和人员受伤信息上报相关机构或对外公开。

9. 记录归档

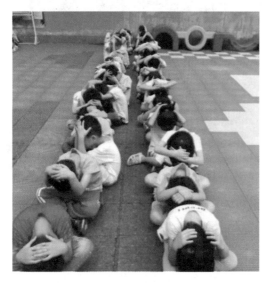 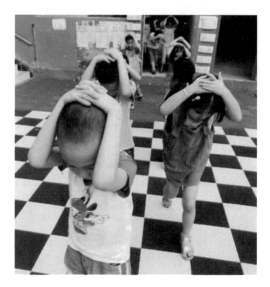

图 10-15　地震时室外应急处理　　　　　图 10-16　地震时紧急疏散

七、地震的应急处理的注意事项

（1）地震时的安全姿势，如图 10-17 所示。避险时保持安全姿势十分重要，具体做法如：双膝跪地，弯腰，脸朝下，不要压住口鼻，双手抱头；也可蹲下，尽量蜷曲身体，双手抱头；如果有坚固的桌子挡住，双手应抓住桌腿，以防摔倒或因身体移位而被跌落物砸伤；如果无坚固的桌子，可在保持安全姿势时应用身边的物品（如书包、枕头、被褥等）顶在头上以保护头颈部。

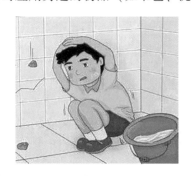 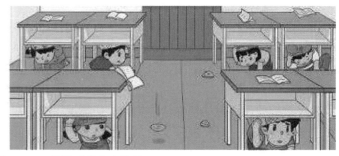

图 10-17　地震时的安全姿势

（2）地震发生后，早教师保持情绪稳定非常重要，这样可确保幼儿能同样保持稳定的情绪，以避免幼儿因慌乱而受伤，也有利于快速有序地避险和疏散。

（3）组织幼儿室内避险时，早教师需要平静地重复提示语，避免引起幼儿的恐慌。

（4）地震时并非所有的建筑物都会倒塌，我们要防范的主要是家具倾倒、悬挂物掉落、滑动物品掉落等对师生头部、颈部造成的伤害。

（5）在晃动没有平息前，不要跑到户外，也不要冲向出入口。这样非常容易被掉落物伤害，而且此时也无法站稳。

（6）不可到大型家具、阳台及玻璃窗边避险，如果地震停止后逃生通道受阻，也不要盲目选择跳窗、跳楼等措施。

（7）疏散时，早教师应做好前后呼应，以避免踩踏事故，同时尽量少携带不必要的物品。

（8）地震往往会导致燃气泄漏、电线短路，从而引发火灾，这也可能造成人员伤亡。

（9）在关心幼儿身心状态的同时，与幼儿密切接触的早教师的身心健康状态及心理辅导也应得到关注。

任务三　幼儿被冒领或走失的应急处理与预防

任务描述

幼儿被冒领或走失的案件时有发生，威胁着幼儿的安全。通常情况下，幼儿被冒领或走失事件主要发生在来园和离园两个环节，在园期间发生得较少。

任务分析

被冒领或走失的应急处理与预防

一、幼儿被冒领

幼儿被冒领是指幼儿在其法定监护人或固定接送人不知情（或未授权）的情况下，被他人从托幼园所领（接）走的犯罪行为。冒领幼儿的人既可能是幼儿从未见过的陌生人，也可能是幼儿熟悉的人。通过对近些年来发生的幼儿被冒领案件的综合分析，犯罪分子冒领幼儿通常出于以下几个目的。

1. 绑架、勒索

犯罪分子有预谋、有计划地试图从幼儿园中冒领幼儿，以实现绑架、勒索钱财的目的。

2. 故意伤害

犯罪分子将幼儿冒领后，企图对其实施性侵、虐待等伤害。

3. 拐卖

犯罪分子试图将幼儿从幼儿园冒领后，转卖给人贩子，从中获取非法经济利益。

4. 纠纷报复

犯罪分子可能与幼儿家长有纠纷，有预谋地冒领幼儿并对其实施伤害，以实现报复的目的。

5. 精神疾病发作

冒领者可能有精神病史，将他人的孩子幻想成自己的孩子，并试图将孩子带走。

二、幼儿走失

幼儿走失主要是指托幼园所内幼儿在早教师、家长或监护人不知情的情况下，独自离开园所后失踪。

通常，小班刚入园的幼儿以及性情较孤僻的幼儿容易因独自离开园所而走失。其主要原因是：刚入园的小班幼儿对幼儿园陌生的新环境还没有完全适应，加上与父母的分离焦虑较强烈，使得他们心里缺乏安全感，从而迫切地想离开幼儿园回到父母身边；性格较孤僻的幼儿也较容易走失，尤其是在他们因受到责备、批评而心情低落时，他们喜欢选择逃离人群，躲到封闭的角落。此外，幼儿走失也容易发生在幼儿园集体外出活动时，尤其是在人流较大的地方，幼儿也易出现走失情况。

三、幼儿被冒领、走失的原因

在园幼儿无论是被冒领还是走失，托幼园所及其责任人都应承担主要责任，而相关园所教职工则应承担直接或间接责任。通过对相关案件的分析可以发现，托幼园所幼儿被冒领或走失事件的发生主要有以下几个原因。

1. 教职工安全意识不强

托幼园所负责人及其教职工对幼儿在园安全工作不够重视，安全意识薄弱，且责任心不强等主观因素是在园幼儿被冒领或走失事件发生的根本原因。例如，保教人员在组织活动过程中未能按要求做到全程看护或转移场地时未能及时清点人数，导致幼儿独自离开队伍没有被及时发现；早教师在未明确接送人身份前就将幼儿交予他人；早教师没有对幼儿进行相关安全教育等。

2. 管理混乱或制度缺失

托幼园所安全管理工作混乱或管理制度的缺失让不法分子有机可趁，也是在园幼儿被冒领或走失事件发生的重要原因之一。例如，园所门禁管理松散、接送制度有漏洞、安保人员配备不足等都可能导致犯罪分子有机会进入园所领走幼儿，或让幼儿独自走出园所而未被发现。

3. 防范设施设备不足

托幼园所相关安全防范设施设备不足、损坏后未能及时维修或不符合规范，也是幼儿被冒领或走失的常见原因之一。例如，园所围栏设计不合理，栏杆的间隙过大或有损坏而未及时修理，监控设备未能覆盖主要场所和角落等都可能导致幼儿独自离开园所。

4. 幼儿自身因素

幼儿生活经验不足、安全防范意识和自我保护意识薄弱，他们容易轻信陌生人，低估园所外面可能存在的危险等，这些特点是其容易被冒领或走失的内在原因。例如，幼儿在食物、玩具等物品的引诱下往往容易轻信陌生人的话，并跟随其离开。尤其是在当前各种电子产品的吸引下，很多幼儿可能会被诱惑而进入犯罪分子的圈套。

四、幼儿被冒领、走失的危害

近些年来，在园幼儿被冒领或走失的事件时有发生，有些孩子幸运地被找回，而有些孩子则从此下落不明，再也见不到自己的家人了。这对幼儿本身、其家人以及托幼园所保教人员来说都是一个巨大的伤害和打击。幼儿在托幼园所被冒领或走失后，即使被找回，幼儿、家长及园所保教人员也可能经历焦虑、恐惧、担心、自责、内疚等复杂的心理过程，甚至留下长期的心理阴影。幼儿如果没能被找回，他则可能遭遇交通事故、流离失所、被不法分子绑架或拐卖，甚至被伤害等，幼儿的家人则可能长期陷入失去孩子的悲伤和痛苦情绪中，严重地影响其身心健康及正常的生活和工作。可以说，任何一个家庭都无法承受失去自己孩子的痛苦，这种伤害是无法估量和描述的。

此外，托幼园所一旦发生此类事件，无论孩子是否被找回，都可能引发不良的社会影响。例如，托幼园所日常管理能力将受到家长们的质疑，正常教学活动和园所社会声誉也将受到严重影响。如果情况严重，相关责任人甚至将面临巨额赔偿及法律的惩罚。同时，幼儿被冒领、走失事件还会引发群众对社会治安的不信任和担忧，从而影响社会的稳定。

综上所述，幼儿被冒领、走失事件对幼儿、家庭、托幼园所以及社会来说都会产生严重的消极影响。早教师和幼儿监护人都应该加强预防意识，避免此类事件的发生。

五、幼儿被冒领与走失的预防

确保幼儿的安全是托幼园所保教工作的重要前提。托幼园所中的所有教职工都应重视幼儿被冒领或走失的预防工作，彻底杜绝此类事件的发生。需要强调的是，多方位的预防才是做好这项工作的根本所在。作为幼儿的临时监管方和主要责任方，托幼园所可从以下几点来做好预防工作。

1. 建立完善的接送制度

建立健全的接送制度是预防托幼园所幼儿被冒领或走失事件的重要措施，尤其是在入园和离园这两个人员进出频繁的环节。完善的接送制度应至少包括以下要求。

（1）幼儿接送环节应有固定的保卫人员、教师或家长志愿者值班站岗，维持接送秩序，避免人流拥挤；如发现陌生人在门口逗留，应留意并及时报告。

（2）幼儿接送环节应分时段进行，即小班、中班、大班分时段入园和离园，且入园和离园的时间应有所控制，提高接送效率；对于班级数量较大的园所，可以细化到每个班级分时段完成接送。

（3）应提醒监护人在接送幼儿时及时打卡记录；为避免过多人员涌入园所内部，可要求监护人在入园时将幼儿送至门内，再让幼儿自行进教室，在离园时要求监护人到门口等待即可。

（4）监护人要提前接回幼儿时，保卫人员应先与教师电话确认后再由教师将孩子送至门口，亲自将幼儿交给监护人。

（5）如监护人未能按时来园接回幼儿，教师应与监护人取得联系并适当等待，如延迟较久的应将幼儿由专人集中看护，并做好交接记录和沟通。

（6）幼儿接送人应尽量固定，如需临时更换接送人，教师则应与监护人联系，并仔细确认、核实临时接送人的身份后才能交接。

（7）及时提醒监护人在幼儿接送环节不要在园所周边逗留，避免人员聚集。

2. 提高园所的安全保障水平

托幼园所可以通过身份识别、录像监控等设备来增强幼儿在园内的安全保障。目前，运用在托幼园所的身份识别设备有接送信息卡系统（给固定的接送人员发放接送卡，刷卡后才能进入幼儿园）、人脸识别系统、指纹识别系统、虹膜识别系统等。而且，许多地区的托幼园所与公安机关进行了联网，保卫人员可以通过对访客身份证进行扫描和头像拍照来确认其安全身份，这些都可以有效地避免非接送人员进入园所内。此外，电子监控设备在托幼园所内已经普遍被使用，尤其是主要位置，如大门口、教室、楼道走廊、操场、园所外围等必须被覆盖。值班人员需实时监控，以便及时发现异常情况。

此外，托幼园所应安排专人定期检查园所的围栏、围墙是否出现破损，监控设备是否出现故障，如果出现损坏或故障应及时报修。此外，还应对教职工的日常安全工作进行监督和考核，发现问题及时提醒改正。

3. 增强教职工的安全预防能力

需要有目的地培养托幼园所教职工对幼儿被冒领或走失事件的安全预防能力，主要包括加强教职工（尤其是新进员工）对此类事件的预防意识，并落实具体的预防措施。例如：

（1）早教师在幼儿离园时，应亲自完成交接工作，在家长未到的情况下不要让幼儿离开，更不能将幼儿交给无关人员看护。

（2）早教师应熟悉班级每个幼儿的固定接送人，如果发现接送人有变化或很陌生时应提高警惕，并及时与家长取得联系，多方确认后才可以放行。如果发现幼儿对临时接送者有明显的排斥情绪，也应拒绝其离开，并通知幼儿的监护人。

（3）早教师应尽快记住新入园幼儿的名字并熟悉他们的特征，尤其要多关注顽皮好动或性格孤僻的幼儿。

（4）早教师应养成勤查人数的好习惯，明确掌握每天出勤、请假的人数，在一日活动或外出活动转移地点的前后都需要确保人数无误。

（5）如有人员临时来访，保卫人员应先做好访客身份识别和安全确认，然后在联系具体接待人员并做好来访登记后，才能允许其入园。

4. 定期进行安全教育和演练

托幼园所应定期组织教师、幼儿和家长进行"防走失""防冒领"的安全主题教育和模拟演练，并根据幼儿的年龄特点、兴趣爱好进行有针对性的预防教育。

　　例如，早教师应经常教育幼儿记住家里的地址、父母的电话、就读幼儿园的名字等信息；教育幼儿不要跟陌生人走，更不能自己离开园所；教育幼儿不能随便吃陌生人的东西，不要轻易相信陌生人的话，发现有人要强行带走自己时，应大声向周围的老师或成年人求助；告诉幼儿在走失或迷路时寻找穿着制服的警察，但如果他们无法找到这样的人，那他们就可以寻找一个有孩子的妈妈，除了能够避免危险，这还能让他们更有可能获得帮助；让孩子们正确地理解陌生人；在被坏人抓走的紧急时刻，大喊大叫如果起不到作用，可以将身边易碎品打破，从而吸引人的注意力等，如图 10-18 所示。

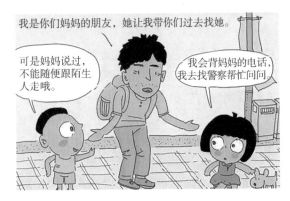

不要跟陌生人走

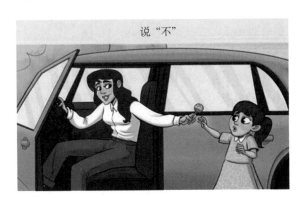

不吃陌生人的东西

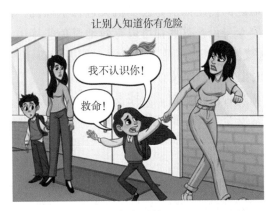

大声呼救

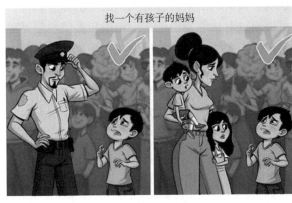

迷路时寻求帮助

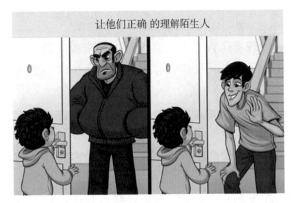

正确理解陌生人

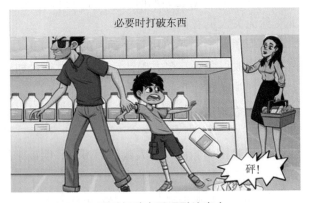

必要时打破东西吸引注意力

图 10-18　防走失、防冒领教育

5. 保护好幼儿的隐私信息

　　我国法律规定，托幼园所有责任保护幼儿的隐私信息，尤其是涉及幼儿名字、家庭住址、父母信息（如工作单位、姓名、电话等）、其他家庭成员信息等内容都应该严格保密，不能透露给陌生人。因而，托幼园所应做好档案管理工作，避免幼儿档案流出园所或遗失。这些信息如被犯罪分子利用，可能对幼儿的安全造成潜在威胁。

六、幼儿被冒领与走失后的应急处理

幼儿被冒领或走失对托幼园所来说影响重大，早教师及时、恰当地处理对找回幼儿或避免其受到伤害有重要意义。如果发现班级有孩子被他人冒领或走失了，早教师应立即启动紧急处理预案，工作小组统一指挥统和行动。具体可参考以下应急处理措施。

（1）安排好其他幼儿的看护。先请其他同事帮助看护好班级其他幼儿。

（2）启动应急预案。立即向托幼园所主要负责人汇报情况，启动相关应急预案，应急小组各司其职，积极应对。

①报警：负责通信的人员尽快拨打110报警电话，请求警察的帮助。同时，向警察提供事发时间、冒领者体貌特征以及幼儿照片等有关信息。一旦有线索，及时与警方进行沟通。

②沟通：负责家长沟通的人员及时通知幼儿家长，在表示歉意的同时接受家长的批评，尽可能安抚家长的情绪；一旦有线索，及时与家长进行沟通。

③搜寻：负责搜寻的人员协助安保人员在园所内部及周边地区寻找有关线索。例如，及时调看视频监控系统，或者询问当时在场的家长、老师以及周边商铺工作人员是否留意到相关信息等。

（3）事后调查与追踪。警方和家长赶到学校后，早教师应配合警察进行调查，共同参与搜寻工作；及时了解搜寻进展，与家长做好后续沟通并进行心理疏导。

（4）信息上报与公开。将事件详细信息上报相关机构或对外公开。

（5）记录归档。

七、幼儿被冒领与走失的注意事项

（1）如果幼儿被冒领或走失，监护人或家长应立即报案，警方会在第一时间立案调查，不应该等孩子失踪24 h后再去报警，尽快寻求警察的帮助是最有效的措施。

（2）视频监控设备对幼儿被冒领或走失的应急处理有非常重要的作用，因而托幼园所应重视对安防监控设备的日常维护工作，将园所主要通道和人员进出点纳入监控范围，减少监控盲区。

（3）接送人应当是完全民事行为能力人，未成年人、精神病患者等限制民事行为能力人或无民事行为能力人不能作为幼儿的接送人。

（4）接送卡或其他身份识别凭证一旦丢失，应要求家长立即补办，并且注销原卡信息。

任务四　婴幼儿被暴力伤害的应急处理与预防

任务描述

托幼园所暴力伤害事件是指不法分子在幼儿园内或园所周边，以在园师幼为主要伤害目标，以暴力行凶为作案特征的各种伤人案件。

近些年来，国内托幼园所发生的一系列骇人听闻的暴力伤人事件给托幼园所师幼的人身安全带来了严重的威胁。不断上演的悲剧给社会敲响了警钟，早教师掌握暴力伤害事件的预防与应急处理的相关知识技能显得尤为必要。

制造幼儿园暴力伤害事件的行凶者主要分为园内人员和园外人员两类，其中园外犯罪人员占多数。通常，园内人员主要包括园所内的管理者、教师及其他职工。例如，个别教职工在工作期间因精神疾病

发作而袭击身边的师生，或因与家长、同事发生纠纷而伤害幼儿等。而园外人员就较为复杂，例如，有与幼儿园或其教职工、幼儿家长发生纠纷的人员；甚至还有与幼儿园及其师幼、家长没有任何纠纷，仅仅是为了报复社会、发泄不满的社会失意者。后者往往试图借助犯罪活动实现制造轰动、扩大影响的目的，因而将犯罪的目标对准了反抗能力较弱的幼儿。此外，也包括个别存在精神疾病的园外社会人员因疾病发作而伤人。

任务分析

暴力伤害的应急处理与预防

一、暴力伤害事件的特点

了解此类事件的特点有利于早教师进行有效的防范。暴力伤害事件呈现出以下几个共同的特点。

1. 伤害性大，影响恶劣

此类突发事件多是犯罪分子持凶器对师幼进行暴力袭击，这种袭击严重威胁着师幼的生命安全，也给受害者家庭带来了巨大的精神创伤和心理阴影。同时，该类事件还会造成恶劣的社会影响，引起民众的恐慌。

2. 罪犯极端扭曲的心理

制造托幼园所暴力伤害事件的犯罪分子往往有极端的扭曲心理，他们中少数是因与园所内师幼发生纠纷或矛盾而犯罪，而大多数犯罪分子的目的则是蓄意报复社会，制造恶劣影响。

3. 施暴者的强势与受害者的弱势

在托幼园所暴力伤害事件中，犯罪分子往往持有作案凶器，且有准备、有预谋，而受害的师幼则在面对袭击时毫无防备。这使得托幼园所师幼处于被动的位置，极易受到伤害。

4. 事件的突发性

由于犯罪人员作案动机不易被人发现，且缺少有效的预警信息，使得此类突发事件的发生时间往往不确定，具有突发性的特点。

二、暴力伤害事件的常见原因

托幼园所暴力伤害事件不仅仅是一个刑事案件，而且是一个复杂的社会问题，且不同案件的背后也有着不同的诱发原因。综合此类事件的特点，我们可以从以下几个方面去分析托幼园所暴力伤害事件的原因。

1. 社会变革，有矛盾出现

托幼园所暴力伤害事件的发生与其所处的社会背景有着密切联系。当前，我国正在经历着快速、剧烈、深刻的社会变革，利益调整的过程中贫富差距日益明显，各种社会矛盾容易被激化，一旦处理不当，就有可能诱发各类违法犯罪活动，其中就包括对社会的报复性犯罪行为。托幼园所暴力伤害事件的施暴者在企图实施伤害行为时往往会选择比自身更弱的群体（如在校学生）作为攻击对象，以发泄自己的不满。

2. 托幼园所弱势群体集中

托幼园所是以女性教职工和低龄幼儿为主要群体的机构，他们的自我保护能力较弱，对不法分子来说更容易实现其施暴目的。此外，孩子关系到社会无数个家庭，受到的社会关注度较高，容易满足犯罪分子的报复目的，因而易被选为袭击目标。

3. 托幼园所安全防范薄弱

暴力伤害事件的发生与托幼园所自身的安全管理漏洞以及教职工日常防范意识的薄弱等内在因素有

密切关系。防范薄弱让施暴者有机可乘，这是导致托幼园所暴力伤害事件多发的重要原因之一。

4. 媒体不恰当或过度报道

媒体报道托幼园所暴力伤害事件虽然是其职责所在，然而部分不负责任的媒体为了吸引公众眼球而对事件进行不恰当报道或过度报道，这在一定程度上起到了"示范作用"，容易引发更多极端个体的模仿。

三、暴力伤害事件的危害

综合已发生的案件来看，暴力伤害事件往往会导致严重的后果。

（1）托幼园所暴力伤害事件会给园所内师生的人身安全和心理健康带来巨大的威胁。许多无辜的师幼在暴力伤害事件中受伤，严重的还落下了终身残疾，甚至被夺去了生命。同时，受害者和在场的其他师幼的心中也会留下严重的心理阴影，强烈的恐惧感可能会伴随他们一生。

（2）暴力伤害事件也给受害师幼的家庭带来了沉痛的打击，他们可能因此失去了最爱的亲人和孩子。而犯罪分子的家庭同样也可能因此而走向破裂。

（3）暴力伤害事件还严重干扰了托幼园所的正常教学秩序，也影响着其社会声誉，家长可能因此而不再信任园所对孩子安全的保护能力，选择转学。

（4）在新闻媒体发达的今天，此类负面信息会在互联网上快速传播，容易引起民众的恐慌，严重影响着社会的稳定与和谐。此外，此类事件还会促使其他犯罪分子模仿而造成新的伤害事件。

综上，暴力伤害是一种严重威胁人民生命安全和社会稳定的恶性犯罪行为，需要政府部门、家长、托幼园所管理者及保教人员的高度重视。

四、托幼园所暴力伤害事件的预防

托幼园所是幼儿集中的场所，一旦发生不法分子针对师幼的暴力伤害事件就可能产生严重的后果，造成极坏的社会影响。因此，所有的托幼园所都必须把预防暴力伤害事件作为安全工作的重中之重，着力构建预防暴力伤害事件的有效工作机制，从多个方面来预防此类事件的发生。具体可参考如下措施。

1. 加强安保制度建设，落实安全保护工作

托幼园所保卫室是保护师幼安全的第一道防线。因而，每一个园所都应按要求建立健全的门卫安保管理、防暴应急预案等制度，并将安全保护工作落实到位。例如，在安保管理制度中应明确要求：安保人员在入园与离园两个环节应持防暴器械值班站岗；保卫处 24 h 都应有人值守；安保人员应不定时在园所内部和周边进行巡逻，一旦发现可疑人员或安全隐患应及时上报；当有人未按规定而试图闯入园内时，应立即予以制止和驱逐，必要时及时上报园所领导并报警等。

此外，安保人员需对来访人员做好盘问、检查、验证、登记工作，并明确其入园事由及到访联系人，严防有精神疾患、犯罪分子、不明身份人员进入。同时，还要对进入园所车辆和物品进行详细检查、核对，限制陌生车辆入内，严禁危险物品进入。

2. 强化园所安保力量，提高自护能力

预防、遏制托幼园所暴力伤害犯罪最直接、最有效的手段就是增强园所的安全保卫力量。首先，所有的托幼园所都应按要求设置安全保卫机构，配备专职的安保人员。而且，园所聘用的安保人员都需要接受规范的园所安全防暴相关培训，具有较强的安全防范意识和责任意识，掌握一定的防暴技能，并做到持证上岗。其次，托幼园所应充分发挥教职工、社区、幼儿家长及公安人员的力量，在入园、离园、户外活动等重点时段加强值班站岗和巡逻，通过加强安全保卫力量震慑犯罪分子。最后，配置各种安防设备也是提高托幼园所安保力量的重要举措。例如，园所大门应选用坚固、牢靠的钢制材料；园所的围墙应该是封闭式的，其高度应足以防范犯罪分子翻越，且安装有电子防护报警装置；安保人员应配备安保橡胶棍、警用钢叉、自卫喷雾、防割手套、防暴头盔、防暴盾牌、防刺背心、强光手电、防暴抓捕网等防暴装备；园所内应安装视频监控系统、周界报警系统、"110"联网系统、红外探测等。

3. 制定应急处理预案，开展防暴应急演练

托幼园所应根据国家有关规定，结合本园的实际情况制定暴力伤害事件应急处理预案，为有效预防、及时控制和妥善处理暴力伤害事件提供制度保障，从而最大限度地保护园内师幼的生命安全。

此外，托幼园所还应联合公安机关、社区等单位定期组织师幼开展防暴疏散演习（图10-19），以提高师生应对、处置突发暴力伤害事件的能力，确保师幼在暴力伤害事件发生时能做到及时、快速反应，避免人员伤亡。

4. 利用多种途径，开展防暴安全教育

由于暴力伤害事件往往不可预测，因而加强师幼应对暴力伤害的安全教育显得十分必要。第一，托幼园所应重视教职员工的安全防范及应急处理培训，让所有员工掌握基本的暴力伤害预防及紧急应对技能。第二，可通过集体教学、家园合作、模拟游戏、邀请公安人员来园上课等途径对幼儿开展安全教育，以增强幼儿的自我保护意识，提高疏散躲藏技能，如图10-20所示。

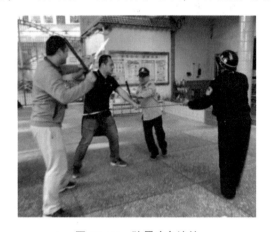

图10-19　防暴应急演练

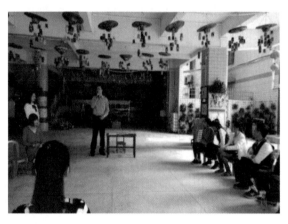

图10-20　开展防暴安全教育

5. 加强筛查和教育，严把教职工入口关

首先，由于部分暴力伤害案件的施暴者是托幼园所内部的教职工，因此，来自园内教职工的暴力伤害事件增加了防范的难度。鉴于此，托幼园所应当严格把控教职工准入资格，有必要对从业人员进行精神健康、心理疾病或犯罪史方面的筛查，防止有精神病史、犯罪前科以及心理疾患等人员进入保教队伍。如果发现有教职工有暴力伤害倾向或行为，不适合保教工作，应及时将其调离或解聘。其次，托幼园所也应该对教职工进行法制教育，增强其法制观念，以规范其行为，同时关注教职工的心理保健工作，使其能正确应对工作压力。最后，托幼园所暴力伤害事件是一个较复杂的社会问题，仅靠托幼园所的预防是不够的，因此，教育、公安、司法等部门都应参与到保护孩子安全的工作中来。教育部颁发的《中小学幼儿园安全管理办法》第六章中就明确要求："教育、公安、司法行政、建设、交通、文化、卫生、工商、质检、新闻出版等部门应当建立联席会议制度，定期研究部署学校安全管理工作，依法维护学校周边秩序。""公安机关应当把学校周边地区作为重点治安巡逻区域，在治安情况复杂的学校周边地区增设治安岗亭和报警点，及时发现和消除各类安全隐患，处置扰乱学校秩序和侵害学生人身、财产安全的违法犯罪行为。"总之，"防范胜于救险"，只有多个部门联合起来才能有效降低犯罪分子对师幼安全的威胁。

五、暴力伤害事件的应急处理

面对暴力伤害事件，早教师的首要目的是不让幼儿受到伤害。暴力伤害事件的应急处理仅靠安保人员的努力是远不够的，还需要全园教职工的密切配合才能有效降低伤害。因而，当暴力伤害事件发生时，应该按照防暴应急处理预案中既定的工作岗位要求，各司其职，统一指挥，共同应对犯罪分子，具体可参考如下措施。

1. 触发警报

安保人员立即上前阻止犯罪分子进入园所，使用钢叉、盾牌等器械与之周旋并拖延时间，等待支援。同时派人按下紧急报警按钮（图 10-21），通知全园师幼启动防暴应急预案。

2. 协同止暴

负责阻止暴力伤害的成员立即领取防暴装备赶往现场，把犯罪分子围住，将其控制在局部区域，伺机将其制服，如图 10-22 所示。在确保安全的前提下，先对犯罪分子进行犯罪中止的劝阻，尽量拖延时间，并等待警察到达现场。

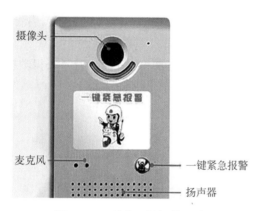

图 10-21　触发一键报警系统

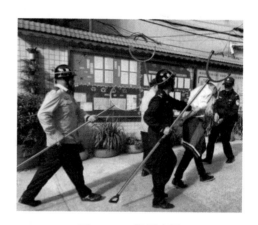

图 10-22　协同止暴

3. 紧急疏散

听到警报声后，负责疏散引导的成员应立即根据当时所在位置组织幼儿进行紧急疏散。在确定环境安全后，早教师应及时清点幼儿人数，确保无人掉队。具体要求如下：

（1）位于室内时，早教师应立即锁好教室门窗，关闭电灯，拉上窗帘。同时，由一位教师引导全体幼儿进入指定安全区（如卧室、盥洗室等）避险，并锁上门。教师应用沉着冷静的语气多次提示幼儿，避免幼儿过于慌乱，提示语参考如："快进入卧室（或盥洗室）！""蹲下来（钻到桌下）！""捂住嘴巴，不要出声！""有老师在，不要害怕！"等。

（2）位于室外时，教师应引导幼儿按照既定的路线尽快疏散到室内安全场所，并在队伍前后互相呼应，同时做好安全提示和情绪安抚。

（3）位于室内走廊、楼梯时，教师应引导幼儿到最近的房间避险，并及时锁好门窗，同时做好安全提示和情绪安抚。

4. 医疗救护

负责医疗救护的成员尽快确认师幼受伤情况，并上报园所负责人。如果有人受伤，应将伤员转移到安全位置，同时对伤员采取紧急救助措施。如果有必要，应立即拨打 120 急救电话。

5. 通知家长

警报解除后，教师应及时联系幼儿家长，要求家长尽快将孩子接回，并认真做好交接工作。如果有幼儿受伤，应单独联系幼儿家长。

6. 事后沟通与疏导

尽快恢复日常工作，重点关注在暴力事件中受伤，以及在事件之后出现身心异常反应的幼儿，做好心理疏导与后续追踪工作，必要时可寻求专业心理辅导机构的帮助。

7. 信息上报与公开

及时将事件详细信息及人员受伤情况上报相关机构或对外公开。

8. 记录归档

六、暴力伤害事件应急处理的注意事项

（1）如果罪犯的暴力是指向幼儿，而且教师的合理阻挡受到攻击，可以采取适度的正当防卫（防卫性的暴力）措施。

（2）紧急疏散过程中应确保每一个幼儿都没有落下，到达疏散地点后应确认人数。

（3）暴力伤害事件发生后，除了关注幼儿的身心状况外，还应关注教师的身心状态。

（4）在警报没有解除或不确定外面安全与否时，不能放松警惕，更不能走出安全场所。

（5）在平时的安全教育中，教师也应教会幼儿一些应急处理方法。例如，教育幼儿在园内看到有人实施暴力伤害行为时，可以采取以下应对措施：

①大声呼喊。面对歹徒时不要惊慌，而应大声呼喊，以引起周边成年人的注意，及早获得救援。

②反向奔跑。反向奔跑可以拉开与歹徒的距离，争取救援时间。

③躲在成年人背后。奔跑的时候，看到成年人时要及时躲到其背后，并寻求帮助。

④听从指挥。有教师在场组织撤离时，应听从指挥，迅速转移到安全地点。

❤ 思考与练习

一、简答题

1. 拨打急救电话的注意事项有哪些？
2. 早教中心及托幼园所发生火灾事故时会产生哪些危害或消极影响？
3. 如何有效预防火灾的发生？
4. 当地震发生的瞬间，哪些地方是安全的躲藏地点？
5. 在早教中心及托幼园所发生幼儿被冒领、走失所带来的危害有哪些？
6. 在早教中心及托幼园所发生暴力伤害事件所产生的负面影响有哪些？

二、操作题

1. 分别模拟进行正确拨打急救电话 120、110、119 的过程。
2. 模拟早教中心及托幼园发生火灾时，教师进行紧急应对和疏散的过程。
3. 模拟地震发生时，教师组织幼儿避险和紧急疏散的过程。
4. 模拟幼儿被冒领、走失后，教师采取紧急处理措施的过程。
5. 模拟暴力分子突然袭击早教中心及托幼园所时，教师采取紧急应对措施的过程。

参考文献

【1】刘湘云，陈荣华，赵正言．儿童保健学［M］．4版．江苏：江苏科学技术出版社，2011．

【2】黎海芪，毛萌．儿童保健学［M］．北京：人民卫生出版社，2009．

【3】丁昀．早教师（国家职业资格五级）［M］．北京：中国劳动社会保障出版社，2006．

【4】中国营养学会妇幼分会．中国孕期、哺乳期妇女和0~6岁儿童膳食指南［M］北京：人民卫生出版社，2008．

【5】崔焱．儿科护理学［M］．5版．北京：人民卫生出版社，2013．

【6】沈晓明，王卫平．儿科学［M］．7版．北京：人民卫生出版社，2008．

【7】夏泉源，张静芬．临床护理：下册［M］．北京：人民卫生出版社，2002．

【8】张静芬，周琦．儿科护理学［M］．2版．北京：科学出版社，2013．

【9】王明辉．0~3岁婴幼儿认知发展与教育［M］．上海：复旦大学出版社，2011．

【10】孔宝刚，盘海鹰．0~3岁婴幼儿的保育与教育［M］．上海：复旦大学出版社，2019．

【11】邵小佩，邹霞．0~3岁婴幼儿的保育与教育［M］．北京：人民邮电出版社，2017．

【12】张永红，赖莎莉．0~3岁婴幼儿的保育与教育［M］．武汉：武汉大学出版社，2015．

【13】丁昀．早教师（国家职业资格四级）［M］．北京：中国劳动社会保障出版社，2006．

【14】丁昀．早教师（国家职业资格三级）［M］．北京：中国劳动社会保障出版社，2006．

【15】谢鹏．早教师职业资格培训教程（国家职业资格五级、四级、三级）［M］．长沙：湖南科学技术出版社，2008．

学习重点：

学习难点：

必考点：

记录：

学习重点

学习难点

必考点

学习重点：

学习难点：

必考点：

记录：

学习重点

学习难点

必考点

记录

学习重点:

学习难点:

必考点:

记录: